DIETA PALEO 2021

DELICIOSAS RECETAS PARA SORPRENDER A TU FAMILIA

JUAN BOTERO

Tabla de contenido

3

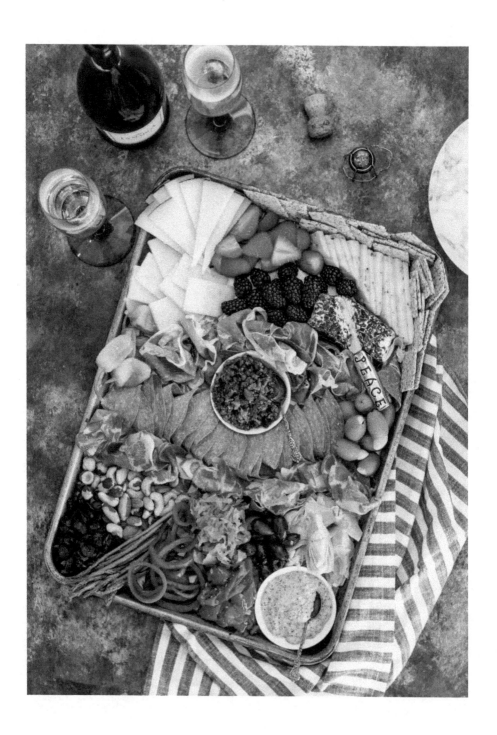

HUEVOS ESCOCESES SECOS DE CEREZA Y SALVIA

DEBERES: 20 minutos de horneado: 35 minutos rinde: 4 porciones

ESTE CLÁSICO APERITIVO DE PUB BRITÁNICO SE TRADUCE EN UN PERFECTO DESAYUNO PALEO. SI PREPARA LOS HUEVOS DUROS CON ANTICIPACIÓN, ESTA RECETA SE COMBINA MUY RÁPIDAMENTE Y TAMBIÉN SE PELAN MÁS FÁCILMENTE. MANTENER UN TAZÓN DE HUEVOS DUROS EN EL REFRIGERADOR ES UNA GRAN IDEA PARA DESAYUNOS Y REFRIGERIOS RÁPIDOS.

1 libra de carne de cerdo molida magra

½ taza de cerezas secas cortadas sin azúcar agregada

2 cucharadas de salvia fresca cortada en tiras

1 cucharada de mejorana fresca cortada en tiras

1 cucharadita de pimienta negra recién molida

¼ de cucharadita de nuez moscada recién molida

⅛ cucharadita de clavo molido

4 huevos grandes duros, enfriados y pelados *

½ taza de harina de almendras

1 cucharadita de salvia seca, triturada

½ cucharadita de mejorana seca, triturada

2 cucharadas de aceite de oliva virgen extra

Mostaza estilo Dijon (ver receta)

1. Precaliente el horno a 375 ° F. Cubra una bandeja para hornear con papel pergamino o papel de aluminio; dejar de lado. En un tazón grande combine la carne de cerdo, las cerezas, la salvia fresca, la mejorana fresca, la pimienta, la nuez moscada y el clavo.

2. Forme la mezcla de cerdo en cuatro empanadas iguales. Coloque un huevo en cada hamburguesa. Dale forma a la hamburguesa alrededor de cada huevo. En un plato poco profundo o para tarta,

combine la harina de almendras, la salvia seca y la mejorana seca. Enrolle cada huevo recubierto de salchicha en la mezcla de harina de almendras para cubrir. Coloque en la bandeja para hornear preparada. Rocíe con aceite de oliva.

3. Hornee por 35 a 40 minutos o hasta que la salchicha esté bien cocida. Sirva con mostaza estilo Dijon.

* Consejo: para cocinar huevos duros, coloque los huevos en una sola capa en una cacerola grande. Cubra con 1 a 2 pulgadas de agua. Llevar a ebullición. Deje hervir durante 1 minuto. Retírelo del calor. Cubra y deje reposar de 12 a 15 minutos.

FILETES DE COLIFLOR Y HUEVOS

DEBERES: 20 minutos de cocción: 25 minutos rinde: 4 porciones

SE CORTAN RODAJAS GRUESAS UNA CABEZA DE COLIFLOR PARA
CREAR ABUNDANTES "BISTECS" QUE LUEGO SE FRÍEN EN
ACEITE DE OLIVA HASTA QUE ESTÉN DORADOS Y CRUJIENTES,
SE CUBREN CON UN HUEVO ESCALFADO Y SE SIRVEN SOBRE UNA
CAMA DE COL RIZADA SALTEADA CON AJO.

1 cabeza de coliflor, sin hojas

1½ cucharaditas de condimento ahumado (ver receta)

5 cucharadas de aceite de oliva virgen extra

4 huevos grandes

1 cucharada de vinagre blanco o de sidra

2 dientes de ajo grandes, picados

4 tazas de col rizada picada

1. Coloque el extremo del tallo de la coliflor en una tabla de cortar.
Con un cuchillo grande y afilado, corte la coliflor en cuatro filetes
de ½ pulgada desde el centro de la coliflor, cortando el extremo
del tallo (algunos floretes pueden soltarse; guardar para otro uso).

2. Sazone los bistecs por ambos lados con 1 cucharadita del
condimento ahumado. En una sartén extra grande, caliente 2
cucharadas de aceite de oliva a fuego medio-alto. Agrega 2 de los
filetes de coliflor. Cocine por 4 minutos por cada lado o hasta que
estén dorados y tiernos. Retirar de la sartén y cubrir ligeramente
con papel de aluminio. Mantener caliente en un horno a 200 ° F.
Repita con los 2 filetes restantes, usando 2 cucharadas adicionales
de aceite de oliva.

3. Para escalfar los huevos, llene una sartén separada con
aproximadamente 3 pulgadas de agua. Agregue vinagre y cocine a
fuego lento. Rompe los huevos, uno a la vez, en un tazón pequeño o

un molde y deslízalos suavemente en el agua hirviendo. Deje que los huevos se cocinen durante 30 a 45 segundos o hasta que las claras comiencen a endurecerse. Apaga el fuego. Cubra y cueza durante 3 a 5 minutos, dependiendo de lo blandas que le gusten las yemas.

4. Mientras tanto, en la misma sartén caliente la cucharada de aceite de oliva restante. Agregue el ajo y cocine de 30 segundos a 1 minuto. Agregue la col rizada y cocine y revuelva durante 1 a 2 minutos o hasta que se ablande.

5. Para servir, divida la col rizada en cuatro platos. Cubra cada uno con un filete de coliflor y un huevo escalfado. Espolvoree los huevos con la ½ cucharadita de condimento ahumado restante y sirva inmediatamente.

FRITTATA DE PAVO, ESPINACAS Y ESPÁRRAGOS

DEBERES: 20 minutos para asar: 3 minutos rinde: 2 a 3 porciones

ESTA HERMOSA FRITTATA SALPICADA DE VERDE VA DE LA MANO MUY RÁPIDAMENTE Y ES UNA EXCELENTE MANERA DE COMENZAR EL DÍA O TERMINARLO. ES PERFECTO PARA UNA CENA RÁPIDA CUANDO NO TIENES TIEMPO PARA PREPARAR UNA COMIDA MÁS COMPLICADA. NO ES NECESARIA UNA SARTÉN DE HIERRO FUNDIDO PERO TE DARÁ MUY BUENOS RESULTADOS.

2 cucharadas de aceite de oliva virgen extra

1 diente de ajo picado

4 onzas de pechuga de pavo molida

¼ a ½ cucharadita de pimienta negra

½ taza de espárragos frescos en trozos de ½ pulgada de largo

1 taza de hojas tiernas de espinaca fresca, picadas

4 huevos grandes

1 cucharada de agua

2 cucharaditas de eneldo fresco cortado en tiras

1 cucharada de perejil fresco cortado en tiras

1. Precaliente el asador con la parrilla del horno colocada a 4 pulgadas del elemento calefactor.

2. En una sartén mediana apta para horno, caliente 1 cucharada de aceite de oliva a fuego medio. Agrega el ajo; cocine y revuelva hasta que esté dorado. Agrega el pavo molido; espolvorear con pimienta. Cocine y revuelva durante 3 a 4 minutos o hasta que la carne esté dorada y bien cocida, revolviendo con una cuchara de

madera para romper la carne. Transfiera el pavo cocido a un tazón; dejar de lado.

3. Regrese la sartén a la estufa; vierta la cucharada restante de aceite de oliva en una sartén. Agrega los espárragos; cocine y revuelva a fuego medio-alto hasta que estén tiernos. Agrega el pavo cocido y las espinacas. Cocine por 1 minuto.

4. En un bol mediano bata los huevos con el agua y el eneldo. Vierta la mezcla de huevo sobre la mezcla de pavo en una sartén. Cocine y revuelva durante 1 minuto. Transfiera la sartén al horno y ase durante 3 a 4 minutos o hasta que los huevos estén listos y la parte superior esté dorada. Espolvorea con perejil picado.

HUEVOS REVUELTOS TUNECINOS CON PIMIENTOS ASADOS Y HARISSA

DEBERES: 30 minutos para asar: 8 minutos reposo: 5 minutos cocción: 5 minutos rinde: 4 porciones

1 pimiento rojo pequeño

1 pimiento amarillo pequeño

1 chile poblano pequeño (ver inclinar)

1 cucharada de aceite de oliva virgen extra

6 huevos grandes

¼ de cucharadita de canela molida

½ cucharadita de comino molido

⅓ taza de pasas doradas

⅓ taza de perejil fresco cortado en tiras

1 cucharada de Harissa (ver receta)

1. Precaliente el asador con la parrilla del horno colocada a una distancia de 3 a 4 pulgadas del fuego. Corta los pimientos a la mitad a lo largo; quitar los tallos y las semillas. Coloque las mitades de pimiento, con los lados cortados hacia abajo, en una bandeja para hornear forrada con papel de aluminio. Ase a la parrilla durante 8 minutos o hasta que la piel de la pimienta esté negra. Envuelva los pimientos en el papel de aluminio. Deje enfriar por 5 minutos. Desenvuelva los pimientos; use un cuchillo afilado para pelar las pieles ennegrecidas. Corta los pimientos en tiras finas; dejar de lado.

2. En un tazón grande combine los huevos, la canela y el comino. Batir hasta que esté espumoso. Agregue tiras de pimiento, pasas, perejil y Harissa.

3. En una sartén grande, caliente el aceite de oliva a fuego medio. Agrega la mezcla de huevo a la sartén. Cocine de 5 a 7 minutos o

hasta que los huevos estén listos pero aún húmedos y brillantes, revolviendo con frecuencia. Servir inmediatamente.

HUEVOS SHAKSHUKA

EMPEZAR A ACABAR: 35 minutos rinde: 4 a 6 porciones

¼ taza de aceite de oliva virgen extra

1 cebolla grande, cortada por la mitad y en rodajas finas

1 pimiento rojo grande, en rodajas finas

1 pimiento naranja grande, en rodajas finas

1 cucharadita de comino molido

½ cucharadita de pimentón ahumado

½ cucharadita de pimiento rojo triturado

4 dientes de ajo picados

2 latas de 14.5 onzas de tomates orgánicos sin sal asados al fuego en cubitos

6 huevos grandes

Pimienta negra recién molida

¼ taza de cilantro fresco cortado en tiras

¼ taza de albahaca fresca rallada

1. Precaliente el horno a 400 ° F. En una sartén grande apta para horno, caliente el aceite a fuego medio. Agregue la cebolla y los pimientos dulces. Cocine y revuelva durante 4 a 5 minutos o hasta que las verduras estén tiernas. Agregue el comino, el pimentón, el pimiento rojo triturado y el ajo; cocine y revuelva durante 2 minutos.

2. Agregue los tomates. Llevar a ebullición; reducir el calor. Cocine a fuego lento, sin tapar, unos 10 minutos o hasta que espese.

3. Romper los huevos en una sartén sobre la mezcla de tomate. Transfiera la sartén al horno precalentado. Hornee, sin tapar, durante 7 a 10 minutos o hasta que los huevos estén listos (las yemas aún deben estar líquidas).

4. Espolvoree con pimienta negra. Adorne con cilantro y albahaca; servir inmediatamente.

HUEVOS HORNEADOS CON SALMÓN Y ESPINACAS

DEBERES: 20 minutos de horneado: 15 minutos rinde: 4 porciones

1 cucharada de aceite de oliva virgen extra

1 cucharada de hojas frescas de tomillo

Nuez moscada recién rallada

10 onzas de hojas tiernas de espinaca (paquete de 6 tazas)

2 cucharadas de agua

8 onzas de salmón asado o asado

1 cucharadita de cáscara de limón finamente rallada

½ cucharadita de condimento ahumado (ver receta)

8 huevos grandes

1. Precaliente el horno a 375 ° F. Cepille el interior de cuatro moldes de 6 a 8 onzas con aceite de oliva. Espolvoree las hojas de tomillo uniformemente entre los moldes; espolvorear ligeramente con nuez moscada recién rallada. Dejar de lado.

2. En una cacerola mediana tapada, combine las espinacas y el agua. Llevar a ebullición; Retírelo del calor. Levante y dé la vuelta a las espinacas con unas pinzas hasta que se ablanden. Coloque las espinacas en un colador de malla fina; presione firmemente para liberar el exceso de líquido. Divida las espinacas entre los moldes preparados. Desmenuce el salmón de manera uniforme entre los moldes. Espolvoree el salmón con cáscara de limón y condimento ahumado. Rompe 2 huevos en cada molde.

3. Coloque los moldes rellenos en un molde para hornear grande. Vierta agua caliente en la bandeja para hornear hasta que esté a la mitad de los lados de los moldes. Transfiera con cuidado la bandeja para hornear al horno.

4. Hornee durante 15 a 18 minutos o hasta que las claras de huevo estén cuajadas. Servir inmediatamente.

SOPA DE HUEVO CON CEBOLLETAS, CHAMPIÑONES Y BOK CHOY

DEBERES: 30 minutos de reposo: 10 minutos de cocción: 5 minutos rinde: 4 a 6 porciones

- 0.5 onzas de wakame secado al sol
- 3 cucharadas de aceite de coco sin refinar
- 2 chalotas picadas
- 1 pieza de jengibre fresco de 2 pulgadas, pelado y cortado en tiras muy finas del tamaño de una cerilla
- 1 anís estrellado
- 1 libra de hongos shiitake, sin tallo y en rodajas
- 1 cucharadita de polvo de cinco especias
- ¼ de cucharadita de pimienta negra
- 8 tazas de caldo de hueso de res (ver receta) o caldo de res sin sal agregada
- ¼ taza de jugo de limón fresco
- 3 huevos grandes
- 6 cebolletas, en rodajas finas
- 2 cabezas de bok choy baby, cortadas en rodajas de ¼ de pulgada de grosor

1. En un tazón mediano, cubra el wakame con agua caliente. Deje reposar durante 10 minutos o hasta que esté suave y flexible. Escurrir bien; enjuagar bien y escurrir nuevamente. Corta tiras de wakame en trozos de 1 pulgada; dejar de lado.

2. En una olla grande, caliente el aceite de coco a fuego medio. Agregue las chalotas, el jengibre y el anís estrellado. Cocine y revuelva durante unos 2 minutos o hasta que las chalotas estén transparentes. Agrega los champiñones; cocine y revuelva durante 2 minutos. Espolvoree polvo de cinco especias y pimienta sobre los champiñones; cocine y revuelva por 1 minuto. Agregue el wakame

reservado, el caldo de hueso de res y el jugo de limón. Lleve la mezcla a hervir a fuego lento.

3. En un tazón pequeño, bata los huevos. Rocíe los huevos batidos en el caldo hirviendo a fuego lento, haciendo girar el caldo en un movimiento en forma de ocho. Retire la sopa del fuego. Agregue las cebolletas. Divida el bok choy entre tazones grandes calentados. Sirva la sopa en tazones; servir inmediatamente.

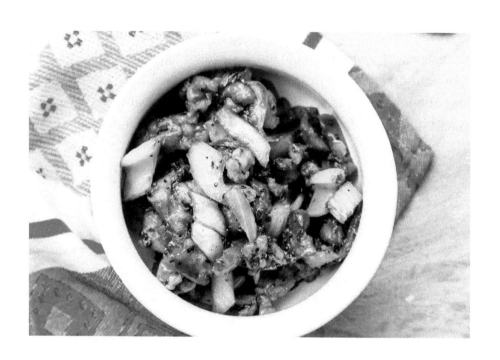

TORTILLA DULCE PERSA

6 huevos grandes

½ cucharadita de canela molida

¼ de cucharadita de cardamomo molido

¼ de cucharadita de cilantro molido

1 cucharadita de cáscara de naranja finamente rallada

½ cucharadita de extracto puro de vainilla

1 cucharada de aceite de coco refinado

⅔ taza de anacardos crudos, picados en trozos grandes y tostados

⅔ taza de almendras crudas, picadas en trozos grandes y tostadas

⅔ taza de dátiles Medjool picados y sin hueso

½ taza de coco rallado crudo

1. En un tazón mediano, mezcle los huevos, la canela, el cardamomo, el cilantro, la cáscara de naranja y el extracto de vainilla hasta que quede espumoso; dejar de lado.

2. En una sartén grande caliente el aceite de coco a fuego medio-alto hasta que una gota de agua en el centro de la sartén chisporrotee. Agrega la mezcla de huevo; reduzca el fuego a medio.

3. Deje que los huevos se cocinen hasta que comiencen a asentarse alrededor de los bordes de la sartén. Con una espátula resistente al calor, empuje suavemente un borde de la mezcla de huevo hacia el centro de la sartén mientras inclina la sartén para permitir que la mezcla de huevo líquida restante fluya por debajo. Repita el proceso alrededor de los bordes de la sartén hasta que el líquido esté casi cuajado pero los huevos aún estén húmedos y brillantes. Afloje los bordes de la tortilla con la espátula; deslice la tortilla suavemente fuera de la sartén y colóquela en un plato para servir.

4. Espolvoree anacardos, almendras, dátiles y coco sobre la tortilla. Servir inmediatamente.

CHAWANMUSHI DE CAMARONES Y CANGREJO

DEBERES: 30 minutos de cocción: 30 minutos de enfriamiento: 30 minutos rinde: 4 porciones

"CHAWANMUSHI" SE TRADUCE LITERALMENTE COMO "TAZA DE TÉ HUMEANTE" QUE SE REFIERE A CÓMO SE COCINA TRADICIONALMENTE ESTE FLAN DE HUEVO JAPONÉS, AL VAPOR EN UNA TAZA DE TÉ. EL PLATO CREMOSO Y SABROSO SE PUEDE SERVIR CALIENTE O FRÍO. UN POCO DE TRIVIA CULINARIA: ES UNO DE LOS RAROS PLATOS JAPONESES QUE SE COME CON CUCHARA.

2 onzas de camarones frescos o congelados, pelados, desvenados y picados

1½ onzas de carne de cangrejo de las nieves o Dungeness fresca o congelada *

2½ tazas de caldo de huesos de pollo (ver receta), Caldo de hueso de res (ver receta), o caldo de pollo o res sin sal, refrigerado

⅔ taza de hongos shiitake, sin tallo y picados

1 pieza de jengibre fresco de 1 pulgada, pelado y en rodajas finas

⅛ cucharadita de polvo de cinco especias sin sal

3 huevos grandes, batidos

⅓ taza de calabacín en cubitos pequeños

2 cucharadas de cilantro fresco cortado en tiras

1. Descongele los camarones y el cangrejo, si están congelados. Enjuague los camarones y el cangrejo; seque con toallas de papel. Dejar de lado. En una cacerola pequeña, ponga a hervir 1½ tazas de caldo, ⅓ taza de hongos shiitake picados, jengibre y cinco especias en polvo; reducir el calor. Hervir suavemente hasta que se reduzca a 1 taza, aproximadamente 15 minutos. Retire la cacerola del fuego. Agrega la taza restante de caldo; Deje enfriar a temperatura ambiente, unos 20 minutos.

2. Cuando el caldo esté completamente enfriado, bata suavemente los huevos, incorporando la menor cantidad de aire posible. En un bol cuele la mezcla a través de un colador de malla fina; desechar los sólidos.

3. Divida los camarones, el cangrejo, el calabacín, el cilantro y el ⅓ de taza restante de los champiñones entre cuatro moldes o tazas de 8 a 10 onzas. Divida la mezcla de huevo entre los moldes llenando cada uno de la mitad a tres cuartos de su capacidad; dejar de lado.

4. Llene una olla extra grande con 1½ pulgadas de agua. Tapar y llevar a ebullición. Reduce el calor a medio-bajo. Coloca los cuatro moldes dentro de la olla. Vierta con cuidado suficiente agua hirviendo adicional para llegar hasta la mitad de los lados de los moldes. Cubra los moldes sin apretar con papel de aluminio. Cubra la olla con una tapa hermética y cocine al vapor durante unos 15 minutos o hasta que la mezcla de huevo esté firme. Para probar si está cocido, inserte un palillo de dientes en el centro de las natillas. Cuando salga el caldo claro, está listo. Retire con cuidado los moldes. Deje enfriar durante 10 minutos antes de servir. Sirva caliente o frío.

Nota: Antes de comenzar la receta, busque una olla extra grande con una tapa que ajuste bien que permita que cuatro moldes o tazas se coloquen en posición vertical dentro de ella. Mientras las tazas están adentro, busque un paño o toalla de cocina 100% algodón limpio que cubra la parte superior de las tazas sin obstruir la tapa.

* Consejo: Necesitará 4 onzas de cangrejo con cáscara para obtener 1½ onzas de carne de cangrejo.

Consejo: Los champiñones y las especias le dan sabor al caldo en el Paso 1. Para una versión más rápida, use 2 tazas de caldo y comience con el Paso 2, omitiendo el jengibre, el polvo de cinco especias y ⅓ taza de shiitakes. No es necesario colar la mezcla de huevo.

PICADILLO DE SALCHICHA DE POLLO

DEBERES: 20 minutos de cocción: 15 minutos rinde: 4 a 6 porciones

AUNQUE ESTE SABROSO HACHÍS ES PERFECTAMENTE
DELICIOSO POR SÍ SOLO, PARTIENDO HUEVOS FRESCOS EN
HENDIDURAS EN EL PICADILLO Y DEJÁNDOLOS COCINAR HASTA
QUE ESTÉN LIGERAMENTE FIRMES, DE MODO QUE LA YEMA SE
MEZCLE CON EL PICADILLO, LO HACE PARTICULARMENTE
SABROSO.

2 libras de pollo molido

1 cucharadita de tomillo seco

1 cucharadita de salvia seca

½ cucharadita de romero seco

¼ de cucharadita de pimienta negra

2 cucharadas de aceite de oliva virgen extra

2 tazas de cebollas picadas

1 cucharada de ajo picado

1 taza de pimiento verde picado

1 taza de remolacha roja o dorada rallada

½ taza de caldo de huesos de pollo (ver receta) o caldo de pollo sin sal agregada

1. En un tazón grande combine el pollo molido, el tomillo, la salvia, el romero y la pimienta negra, mezclando la mezcla con las manos para distribuir uniformemente los condimentos por la carne.

2. En una sartén extra grande, caliente 1 cucharada de aceite a fuego medio-alto. Agrega el pollo; cocine unos 8 minutos o hasta que esté ligeramente dorado, revolviendo con una cuchara de madera para romper la carne. Con una espumadera, retire la carne de la sartén; dejar de lado. Escurre la grasa de la sartén. Limpia la sartén con una toalla de papel limpia.

3. En la misma sartén, caliente la 1 cucharada de aceite restante a fuego medio. Agrega las cebollas y el ajo; cocine unos 3 minutos o hasta que las cebollas estén tiernas. Agrega pimiento dulce y remolacha rallada a la mezcla de cebolla; cocine de 4 a 5 minutos o hasta que las verduras estén tiernas, revolviendo ocasionalmente. Agregue la mezcla de pollo reservada y el caldo de huesos de pollo. Calentar.

Sugerencia: si lo desea, haga cuatro sangrías en el hash; Rompe un huevo en cada hendidura. Tape y cocine a fuego medio hasta que los huevos estén bien cocidos.

SARTÉN DE RES DESMENUZADA AL ESTILO CUBANO

EMPEZAR A ACABAR: 30 minutos rinde: 4 porciones

LA PECHUGA SOBRANTE ES IDEAL PARA USAR EN ESTA RECETA. PRUÉBELO DESPUÉS DE HABER DISFRUTADO DE UNA PECHUGA ESTOFADA MEXICANA CON MANGO, JÍCAMA, CHILE Y ENSALADA DE SEMILLAS DE CALABAZA ASADAS (VER RECETA) O ROLLITOS DE LECHUGA ROMANA CON PECHUGA DE RES DESMENUZADA Y HARISSA DE CHILE ROJO FRESCO (VER RECETA) PARA LA CENA.

- 1 manojo de berza o 4 tazas de espinaca cruda ligeramente empaquetada
- 2 cucharadas de aceite de oliva virgen extra
- ½ taza de cebolla picada
- 2 pimientos dulces verdes medianos, cortados en tiras
- 2 cucharaditas de orégano seco
- ½ cucharadita de comino molido
- ½ cucharadita de cilantro molido
- ½ cucharadita de pimentón ahumado
- 3 dientes de ajo picados
- 2 onzas de carne de res cocida, desmenuzada
- 1 cucharadita de cáscara de naranja finamente rallada
- ⅓ taza de jugo de naranja natural
- 1 taza de tomates cherry cortados a la mitad
- 1 cucharada de jugo de limón fresco
- 1 aguacate maduro, sin semillas, pelado y en rodajas

1. Retire y deseche los tallos gruesos de las hojas de berza. Corta las hojas en trozos pequeños; dejar de lado.

2. En una sartén extra grande, caliente el aceite de oliva a fuego medio. Agrega la cebolla y los pimientos dulces; cocine de 3 a 5 minutos o hasta que las verduras estén tiernas. Agrega orégano,

comino, cilantro, pimentón ahumado y ajo; revuelva bien. Agregue la carne deshebrada, la piel de naranja y el jugo de naranja; revuelve para combinar. Agregue las hojas de berza y los tomates. Cocine, tapado, durante 5 minutos o hasta que los tomates comiencen a exprimirse y las hojas de berza estén tiernas. Rocíe con jugo de limón. Sirve con aguacate en rodajas.

SARTÉN POULET FRANCÉS

DEBERES: 40 minutos de cocción: 10 minutos de reposo: 2 minutos rinde: 4 a 6 porciones

ES CONVENIENTE TENER POLLO COCIDOEN EL REFRIGERADOR PARA HACER QUE LOS DESAYUNOS RICOS EN PROTEÍNAS SEAN MUCHO MÁS RÁPIDOS. YA SEA DE LAS SOBRAS DE POLLO ASADO CON AZAFRÁN Y LIMÓN (VERRECETA) O SIMPLEMENTE DE POLLO AL HORNO QUE PREPARAS ESPECÍFICAMENTE PARA USAR EN PLATOS COMO ESTE, ES GENIAL TENERLO A MANO.

1 paquete de 0.5 onzas de champiñones rebozuelos secos

8 onzas de espárragos frescos

2 cucharadas de aceite de oliva

1 bulbo mediano de hinojo, sin corazón y en rodajas finas

⅔ taza de puerro en rodajas, solo las partes blancas y verde claro

1 cucharada de hierbas de Provenza

3 tazas de pollo cocido cortado en cubitos

1 taza de tomates sin semillas, picados

¼ de taza de caldo de huesos de pollo (ver receta) o caldo de pollo sin sal agregada

¼ taza de vino blanco seco

2 cucharaditas de cáscara de limón finamente rallada

4 tazas de hojas de acelgas rojas o arcoíris, picadas en trozos grandes

¼ taza de albahaca fresca cortada

2 cucharadas de menta fresca cortada

1. Rehidratar los hongos secos de acuerdo con las instrucciones del paquete; drenar. Enjuagar y escurrir nuevamente; dejar de lado.

2. Mientras tanto, separe y deseche las bases leñosas de los espárragos. Si lo desea, raspe las escamas. Corte los espárragos en trozos de 2 pulgadas. En una cacerola grande cocine los

espárragos en agua hirviendo durante 3 minutos o hasta que estén tiernos pero crujientes; drenar. Sumerja inmediatamente en agua helada para dejar de cocinar; dejar de lado.

3. En una sartén extra grande, caliente el aceite a fuego medio. Agregue el hinojo, el puerro y las hierbas de Provenza; cocine por 5 minutos o solo hasta que el hinojo comience a dorarse, revolviendo ocasionalmente. Agregue los champiñones rehidratados, los espárragos, el pollo, los tomates, el caldo de huesos de pollo, el vino y la piel de limón. Llevar a fuego lento. Cubra y reduzca el fuego a bajo. Cocine a fuego lento durante 5 minutos o hasta que el hinojo y los espárragos estén tiernos y los tomates estén jugosos. Retírelo del calor. Agregue las acelgas y déjelas reposar durante 2 minutos o hasta que se ablanden. Espolvorea con albahaca y menta.

TRUCHA CON BATATAS MUY RARAS

DEBERES: 35 minutos de horneado: 6 minutos de cocción: 1 minuto por lote de papas
rinde: 4 porciones

INCLUSO SI NO PESCASTE LA TRUCHA EN UN ARROYO DE
MONTAÑA, ESTE PLATO TE HARÁ SENTIR UN POCO COMO SI
ESTUVIERAS DISFRUTANDO DE UN "DESAYUNO EN LA ORILLA"
JUNTO A UNA FOGATA CREPITANTE.

4 filetes de trucha sin piel frescos o congelados de 6 onzas, de ¼ a ½ pulgada de
grosor

1½ cucharaditas de condimento ahumado (ver receta)

¼ a ½ cucharadita de pimienta negra (opcional)

3 cucharadas de aceite de coco refinado

1½ libras de camotes blancos o amarillos, pelados

Aceite de coco refinado para freír *

Perejil fresco picado

Cebolletas en rodajas

1. Precaliente el horno a 400 ° F. Descongele el pescado, si está
congelado. Enjuague el pescado; seque con toallas de papel.
Espolvoree los filetes con Smoky Seasoning y, si lo desea, pimienta.
En una sartén extra grande para horno, caliente 2 cucharadas de
aceite a fuego medio-alto. Coloque los filetes en una sartén y
hornee, sin tapar, durante 6 a 8 minutos o hasta que el pescado
comience a descascararse cuando lo pruebe con un tenedor.
Retirar del horno.

2. Mientras tanto, usando un pelador en juliana o una mandolina
equipada con el cortador en juliana, corte las batatas a lo largo en
tiras largas y delgadas. Envuelva las tiras de papa en toallas de
papel de doble grosor y absorba el exceso de agua.

3. En una olla grande con lados de al menos 8 pulgadas de alto, caliente de 2 a 3 pulgadas de aceite de coco refinado a 365 ° F. Agregue con cuidado las papas, aproximadamente un cuarto a la vez, al aceite caliente. (El aceite subirá en la olla). Freír de 1 a 3 minutos por lote o hasta que empiece a dorarse, revolviendo una o dos veces. Retire rápidamente las papas con una cuchara ranurada larga y escurra sobre toallas de papel. (Las papas se pueden cocinar demasiado rápidamente, así que verifique con anticipación y con frecuencia). Asegúrese de volver a calentar el aceite a 365 ° F antes de agregar cada lote de papas.

4. Espolvoree la trucha con perejil y cebolletas; sirva con cordones de boniato.

* Consejo: necesitará de dos a tres recipientes de aceite de coco de 29 onzas para tener suficiente aceite para freír.

EMPANADAS DE SALMÓN CON SALSA DE TOMATILLO Y MANGO, HUEVOS ESCALFADOS Y CINTAS DE CALABACÍN

DEBERES: 25 minutos de enfriamiento: 30 minutos de cocción: 16 minutos rinde: 4 porciones

ESTO PUEDE NO SER EL DESAYUNO ANTES DE IR AL TRABAJO UNA MAÑANA DE LUNES A VIERNES, PERO ES UN BRUNCH DE FIN DE SEMANA IMPRESIONANTE Y ABSOLUTAMENTE DELICIOSO PARA AMIGOS O FAMILIARES

10 onzas de salmón cocido *

2 claras de huevo

½ taza de harina de almendras

⅓ taza de camote rallado

2 cucharadas de cebolletas en rodajas finas

2 cucharadas de cilantro fresco cortado en tiras

2 cucharadas de Chipotle Paleo Mayo (ver receta)

1 cucharada de jugo de limón fresco

1 cucharadita de condimento mexicano (ver receta)

Pimienta negra

4 cucharadas de aceite de oliva

1 receta de Cintas de calabacín (ver receta, debajo)

4 huevos escalfados (ver ver receta de filetes de coliflor y huevos)

Salsa de Tomatillo-Mango (ver receta, debajo)

1 aguacate maduro, pelado, sin semillas y en rodajas

1. Para las hamburguesas de salmón, en un tazón grande use un tenedor para desmenuzar el salmón cocido en trozos pequeños. Agregue claras de huevo, harina de almendras, camote, cebolletas, cilantro, Chipotle Paleo Mayo, jugo de limón, condimento mexicano y pimienta al gusto. Mezclar ligeramente para combinar.

34

Divida la mezcla en ocho porciones; dale forma a cada porción en una hamburguesa. Coloque las hamburguesas en una bandeja para hornear forrada con papel pergamino. Cubra y enfríe al menos 30 minutos antes de freír. (Los pasteles se pueden enfriar 1 día antes de servir).

2. Precaliente el horno a 300 ° F. En una sartén antiadherente grande, caliente 2 cucharadas de aceite de oliva a fuego medio-alto. Agrega la mitad de los pasteles a la sartén; cocine unos 8 minutos o hasta que estén dorados, volteando los pasteles a la mitad de la cocción. Transfiera los pasteles a otra bandeja para hornear forrada con pergamino y manténgalos calientes en el horno. Fríe los pasteles restantes en las 2 cucharadas de aceite restantes como se indica.

3. Para servir, coloque las cintas de calabacín en un nido en cada uno de los cuatro platos para servir. Cubra cada uno con 2 tortas de salmón, un huevo escalfado, un poco de salsa de tomatillo y mango y rodajas de aguacate.

Cintas de calabacín: Recorte los extremos de 2 calabacines. Con una mandolina o un pelador de verduras, afeite las cintas largas de cada calabacín. (Para mantener las cintas intactas, deje de afeitarse una vez que llegue al centro de la semilla en el centro de la calabaza). En una sartén grande, caliente 1 cucharada de aceite de oliva a fuego medio-alto. Agrega el calabacín y ⅛ de cucharadita de comino molido; cocine de 2 a 3 minutos o hasta que estén tiernos y crujientes, usando pinzas para revolver suavemente las cintas y cocinar de manera uniforme. Rocíe con jugo de limón.

Salsa de Tomatillo-Mango: Precaliente el horno a 450 ° F. Pela y corta a la mitad 8 tomatillos. En una bandeja para hornear coloque los tomatillos; 1 taza de cebolla picada; 1 jalapeño fresco, picado y sin semillas; y 2 dientes de ajo pelados. Rocíe con 1 cucharada de aceite de oliva; revuelva para cubrir. Ase las verduras unos 15 minutos o hasta que comiencen a ablandarse y dorarse. Deje enfriar por 10 minutos. Transfiera las verduras y los jugos a un procesador de alimentos. Agregue ¾ de taza de mango pelado y picado y ¼ de taza de cilantro fresco. Cubra y presione para picar en trozos grandes. Transfiera la salsa a un tazón; agregue ¾ de taza adicional de mango pelado y picado. (La salsa se puede preparar con 1 día de anticipación y enfriar. Llevar a temperatura ambiente antes de servir).

* Consejo: para el salmón cocido, precaliente el horno a 425 ° F. Coloque un filete de salmón de 8 onzas en una bandeja para hornear forrada con papel pergamino. Hornee de 6 a 8 minutos por cada ½ pulgada de grosor de pescado o hasta que el pescado se desmenuce fácilmente al probarlo con un tenedor.

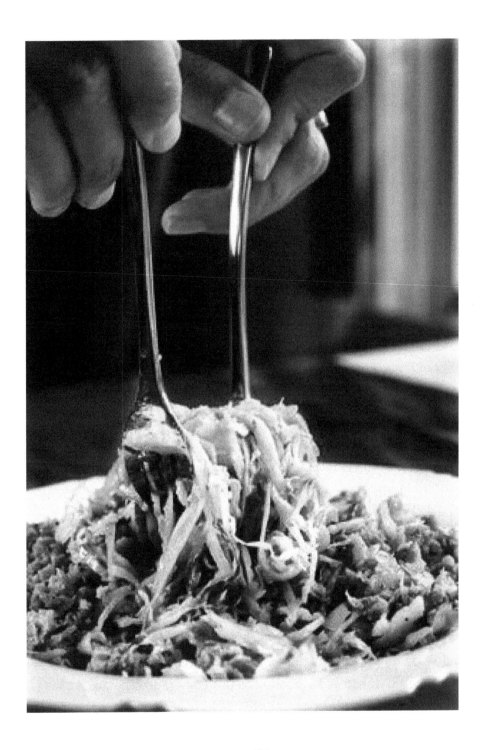

JACKS DE MANZANA Y LINO

EMPEZAR A ACABAR: 30 minutos rinde: 4 porciones

ESTOS FLAPJACKS SIN HARINA SON CRUJIENTESPOR FUERA Y
TIERNAS POR DENTRO. HECHOS CON MANZANA RALLADA Y
SOLO UN POCO DE HARINA DE LINO Y HUEVO PARA UNIRLOS,
SON UN REGALO PARA EL DESAYUNO QUE LOS NIÑOS (Y LOS
ADULTOS TAMBIÉN) DEVORARÁN.

4 huevos grandes, ligeramente batidos

2 manzanas grandes sin pelar, sin corazón y finamente ralladas

½ taza de harina de lino

¼ de taza de nueces o nueces, finamente picadas

2 cucharaditas de cáscara de naranja finamente rallada

1 cucharadita de extracto puro de vainilla

1 cucharadita de cardamomo molido o canela

3 cucharadas de aceite de coco sin refinar

½ taza de mantequilla de almendras

2 cucharaditas de cáscara de naranja finamente rallada

¼ de cucharadita de cardamomo molido o canela

1. En un tazón grande combine los huevos, las manzanas ralladas,
la harina de lino, las nueces, la cáscara de naranja, la vainilla y 1
cucharadita de cardamomo. Revuelva hasta que esté bien
combinado. Deje reposar la masa de 5 a 10 minutos para que
espese.

2. En una plancha o sartén, derrita 1 cucharada de aceite de coco a
fuego medio. Para cada Apple-Flax Jack, coloque aproximadamente
⅓ de taza de masa en la plancha, esparciendo un poco. Cocine a
fuego medio durante 3 a 4 minutos por cada lado o hasta que las
galletas estén doradas.

3. Mientras tanto, en un tazón pequeño apto para microondas, caliente la mantequilla de almendras a fuego lento hasta que se pueda untar. Sirva encima de Apple-Flax Jacks y espolvoree con cáscara de naranja y cardamomo adicional.

PALEO GRANOLA DE NARANJA Y JENGIBRE

DEBERES: 15 minutos de cocción: 5 minutos de reposo: 4 minutos de horneado: 27 minutos de enfriamiento: 30 minutos rinde: 8 porciones (½ taza)

ESTE "CEREAL" CRUJIENTE DE NUECES Y FRUTOS SECOS ES DELICIOSO CUBIERTO CON LECHE DE ALMENDRAS O COCO Y SE COME CON UNA CUCHARA, PERO TAMBIÉN ES UN EXCELENTE DESAYUNO PARA LLEVAR O BOCADILLO SECO.

⅔ taza de jugo de naranja natural

1 ½ pulgada de jengibre fresco, pelado y en rodajas finas

1 cucharadita de hojas de té verde

2 cucharadas de aceite de coco sin refinar

1 taza de almendras crudas picadas en trozos grandes

1 taza de nueces de macadamia crudas

1 taza de pistachos crudos sin cáscara

½ taza de chips de coco sin azúcar

¼ de taza de albaricoques secos sin azufre y sin azúcar picados

2 cucharadas de higos secos, secos, sin azufre y sin azúcar, picados

2 cucharadas de pasas doradas sin azufre y sin azúcar

 Leche de almendras sin azúcar o leche de coco

1. Precaliente el horno a 325 ° F. En una cacerola pequeña calentar el jugo de naranja hasta que hierva. Agrega rodajas de jengibre. Hervir suavemente, sin tapar, durante unos 5 minutos o hasta que se reduzca a aproximadamente ⅓ de taza. Retirar del fuego; agregue hojas de té verde. Cubra y deje reposar durante 4 minutos. Colar la mezcla de jugo de naranja a través de un colador de malla fina. Deseche las hojas de té y las rodajas de jengibre. Agregue aceite de coco a la mezcla de jugo de naranja caliente y revuelva hasta que se derrita. En un tazón grande combine las almendras,

las nueces de macadamia y los pistachos. Agrega la mezcla de jugo de naranja; revuelva para cubrir. Extienda uniformemente en una bandeja para hornear grande con borde.

2. Hornee, sin tapar, durante 15 minutos, revolviendo a la mitad del tiempo de horneado. Agrega los chips de coco; revuelva la mezcla y extienda a una capa uniforme. Hornee de 12 a 15 minutos más o hasta que las nueces estén tostadas y doradas, revolviendo una vez. Agregue albaricoques, higos y pasas; revuelva hasta que esté bien combinado. Unte la granola sobre un trozo grande de papel de aluminio o una bandeja para hornear con borde limpio; enfriar completamente. Sirve con leche de almendras o coco.

Para almacenar: Coloque la granola en un recipiente hermético; guárdelo a temperatura ambiente hasta por 2 semanas o en el congelador por hasta 3 meses.

MELOCOTONES Y BAYAS GUISADOS CON CRUJIENTE DE COCO Y ALMENDRAS TOSTADAS

DEBERES: 20 minutos de horneado: 1 hora de cocción: 10 minutos rinde: 4 a 6 porciones

GUARDA ESTO PARA LA TEMPORADA DE DURAZNOS— GENERALMENTE A FINALES DE JULIO, AGOSTO Y PRINCIPIOS DE SEPTIEMBRE EN LA MAYOR PARTE DEL PAÍS— CUANDO LOS MELOCOTONES SON MÁS DULCES Y JUGOSOS. ESTO ES UN DESAYUNO MARAVILLOSO, PERO TAMBIÉN SE PUEDE DISFRUTAR COMO POSTRE.

6 duraznos maduros

½ taza de duraznos secos sin azúcar ni azufre, finamente picados *

¾ taza de jugo de naranja natural

¼ de taza de aceite de coco sin refinar

½ cucharadita de canela molida

1 taza de hojuelas de coco sin azúcar

1 taza de almendras crudas picadas en trozos grandes

¼ de taza de semillas de girasol crudas sin sal

1 cucharada de jugo de limón fresco

1 vaina de vainilla, partida y semillas raspadas

1 taza de frambuesas, arándanos, moras y / o fresas picadas en trozos grandes

1. En una cacerola grande, ponga a hervir 8 tazas de agua. Con un cuchillo afilado, corte una X poco profunda en la parte inferior de cada melocotón. Sumerja los duraznos, dos a la vez, en agua hirviendo durante 30 a 60 segundos o hasta que la piel comience a partirse. Con una espumadera, transfiera los duraznos a un tazón grande con agua helada. Cuando esté lo suficientemente frío como para manipularlo, use un cuchillo o los dedos para pelar la piel;

desechar las pieles. Cortar los melocotones en gajos, descartando los huesos; dejar de lado.

2. Precaliente el horno a 250 ° F. Cubra una bandeja para hornear grande con papel pergamino. En un procesador de alimentos o licuadora, combine 1 taza de las rodajas de durazno, los duraznos secos, ¼ de taza de jugo de naranja, el aceite de coco y la canela. Cubra y procese o mezcle hasta que quede suave; dejar de lado.

3. En un tazón grande combine las hojuelas de coco, las almendras y las semillas de girasol. Agregue la mezcla de puré de durazno. Mezcle para cubrir. Transfiera la mezcla de nueces a la bandeja para hornear preparada, esparciendo uniformemente. Hornee durante 60 a 75 minutos o hasta que esté seco y crujiente, revolviendo ocasionalmente. (Tenga cuidado de no quemarse; la mezcla se volverá más crujiente a medida que se enfríe).

4. Mientras tanto, coloque las rodajas de durazno restantes en una cacerola mediana. Agregue la ½ taza restante de jugo de naranja, el jugo de limón y la vaina de vainilla partida (con semillas). Llevar a ebullición a fuego medio, revolviendo ocasionalmente. Reduzca el fuego a bajo; cocine a fuego lento, sin tapar, durante 10 a 15 minutos o hasta que espese, revolviendo ocasionalmente. Retire la vaina de vainilla. Agregue las bayas. Cocine de 3 a 4 minutos o solo hasta que las bayas estén calientes.

5. Para servir, vierta duraznos guisados en tazones. Espolvorea cada porción con la mezcla de nueces.

* Nota: Si no puede encontrar duraznos secos sin azufre, puede usar ⅓ taza de albaricoques secos sin azufre, picados.

BATIDOS ENERGÉTICOS DE FRESA Y MANGO

DEBERES: 15 minutos de cocción: 30 minutos rinde: 4 porciones (aproximadamente 8 onzas)

LA REMOLACHA EN ESTA BEBIDA DE DESAYUNO.LE DA UN REFUERZO DE VITAMINAS Y MINERALES Y UN MAGNÍFICO TONO ROJO. LA CLARA DE HUEVO EN POLVO PROPORCIONA PROTEÍNAS Y SE BATE A MEDIDA QUE SE MEZCLA LA BEBIDA, PARA OBTENER UN BATIDO MÁS LIGERO Y ESPUMOSO.

1 remolacha roja mediana, pelada y cortada en cuartos (alrededor de 4 onzas)

2½ tazas de fresas frescas peladas

1½ tazas de trozos de mango sin azúcar congelados *

1¼ tazas de leche de coco sin azúcar o leche de almendras

¼ de taza de jugo de granada sin azúcar

¼ taza de mantequilla de almendras sin sal

2 cucharaditas de clara de huevo en polvo

1. En una cacerola mediana cocine la remolacha, tapada, en una pequeña cantidad de agua hirviendo durante 30 a 40 minutos ** o hasta que esté muy tierna. Escurrir la remolacha; deje correr agua fría sobre la remolacha para que se enfríe rápidamente. Escurrir bien.

2. En una licuadora combine la remolacha, las fresas, los trozos de mango, la leche de coco, el jugo de granada y la mantequilla de almendras. Cubra y mezcle hasta que quede suave, deteniéndose para raspar los lados de la licuadora según sea necesario. Agrega la clara de huevo en polvo. Cubra y mezcle hasta que esté combinado.

* Nota: Para congelar trozos de mango fresco, coloque el mango cortado en una sola capa en una bandeja para hornear de 15 × 10 × 1 pulgada forrada con papel encerado. Cubra sin apretar y congele

durante varias horas o hasta que esté muy firme. Transfiera los trozos de mango congelados a un recipiente hermético; congelar hasta por 3 meses.

** Nota: La remolacha se puede cocinar hasta con 3 días de anticipación. Deje enfriar la remolacha por completo. Almacene en un recipiente herméticamente cerrado en el refrigerador.

BATIDOS DE DÁTILES

EMPEZAR A ACABAR: 10 minutos rinden: 2 (aproximadamente 8 onzas) porciones

ESTA ES UNA VERSIÓN PALEOLOS CREMOSOS BATIDOS DE DÁTILES HECHOS GENERALMENTE CON HELADO QUE HAN SIDO POPULARES EN EL SUR DE CALIFORNIA DESDE LA DÉCADA DE 1930. CON DÁTILES, PLÁTANO CONGELADO, MANTEQUILLA DE ALMENDRAS, LECHE DE ALMENDRAS Y CLARA DE HUEVO EN POLVO, ESTA VERSIÓN ES DECIDIDAMENTE MÁS NUTRITIVA. PARA UNA VERSIÓN DE CHOCOLATE, AGREGUE 1 CUCHARADA DE CACAO EN POLVO SIN AZÚCAR.

⅓ taza de dátiles Medjool picados y sin hueso

1 taza de leche de coco o almendras sin azúcar (con vainilla si lo desea)

1 plátano maduro, congelado y en rodajas

2 cucharadas de mantequilla de almendras

1 cucharada de clara de huevo en polvo

1 cucharada de cacao en polvo sin azúcar (opcional)

½ cucharadita de jugo de limón fresco

⅛ a ¼ de cucharadita de nuez moscada molida *

1. En un tazón pequeño, combine los dátiles y ½ taza de agua. Cocine en el microondas a temperatura alta durante 30 segundos o hasta que los dátiles se ablanden; escurrir el agua.

2. En una licuadora, combine los dátiles, la leche de almendras, las rodajas de plátano, la mantequilla de almendras, la clara de huevo en polvo, el cacao en polvo (si se usa), el jugo de limón y la nuez moscada. Cubra y mezcle hasta que quede suave.

* Consejo: si usa cacao en polvo, use ¼ de cucharadita de nuez moscada molida.

POPPERS DE JALAPEÑO RELLENOS DE CHORIZO

DEBERES: 30 minutos de horneado: 25 minutos hace: 12 aperitivos

UN CHORRITO DE CREMA DE ANACARDO Y CILANTRO Y LIMA ENFRÍA EL FUEGO DE ESTOS BOCADILLOS PICANTES. PARA UN SABOR MÁS SUAVE, SUSTITUYA LOS JALAPEÑOS POR 6 PIMIENTOS DULCES EN MINIATURA, SIN TALLO, SIN SEMILLAS Y CORTADOS POR LA MITAD VERTICALMENTE.

2 cucharaditas de chile ancho en polvo *

1½ cucharaditas de ajo granulado sin conservantes

1½ cucharaditas de comino molido

¾ cucharadita de orégano seco

¾ cucharadita de cilantro molido

½ cucharadita de pimienta negra

¼ de cucharadita de canela molida

⅛ cucharadita de clavo molido

12 onzas de carne de cerdo molida

2 cucharadas de vinagre de vino tinto

6 chiles jalapeños grandes, cortados por la mitad horizontalmente y sin semillas **
(deje los tallos intactos si es posible)

½ taza de crema de anacardos (ver receta)

1 cucharada de cilantro fresco finamente picado

1 cucharadita de cáscara de lima finamente rallada

1. Precaliente el horno a 400 ° F.

2. Para el chorizo, en un tazón pequeño combine el chile en polvo, el ajo, el comino, el orégano, el cilantro, la pimienta negra, la canela y los clavos. Coloque la carne de cerdo en un tazón mediano. Rómpalo suavemente con las manos. Espolvoree la mezcla de condimentos sobre la carne de cerdo; agregue vinagre. Trabaje

suavemente la mezcla de carne hasta que los condimentos y el vinagre estén distribuidos uniformemente.

3. Rellene el chorizo en mitades de jalapeño, dividiendo uniformemente y formando un poco (el chorizo se encogerá a medida que se cocine). Coloque las mitades de jalapeños rellenos en una bandeja para hornear grande con borde. Hornee durante 25 a 30 minutos o hasta que el chorizo esté bien cocido.

4. Mientras tanto, en un tazón pequeño combine la crema de anacardos, el cilantro y la cáscara de lima. Rocíe los jalapeños rellenos con la mezcla de crema de anacardos antes de servir.

* Nota: Si lo desea, sustituya el chile ancho en polvo por 2 cucharadas de pimentón y ¼ de cucharadita de cayena molida.

** Consejo: los chiles contienen aceites que pueden quemar la piel, los ojos y el tejido sensible de la nariz. Evite el contacto directo con los lados cortados y las semillas de los chiles tanto como sea posible. Si sus manos desnudas tocan cualquiera de esas partes de los pimientos, lávese bien las manos con agua tibia y jabón.

BOCADITOS DE REMOLACHA ASADA CON UN CHORRITO DE NARANJA Y NUEZ

DEBERES: 20 minutos de horneado: 40 minutos de marinado: 8 horas rinde: 12 porciones

EL ACEITE DE NUEZ NUNCA DEBE USARSE PARA COCINAR. CUANDO SE CALIENTA, SU ALTA CONCENTRACIÓN DE GRASAS POLIINSATURADAS LO HACE SUSCEPTIBLE A LA OXIDACIÓN Y DEGRADACIÓN, PERO ES PERFECTAMENTE MARAVILLOSO SI SE USA EN PLATOS QUE SE SIRVEN FRÍOS OA TEMPERATURA AMBIENTE, COMO ESTE.

3 remolachas grandes, cortadas y peladas (aproximadamente 1 libra)

1 cucharada de aceite de oliva

¼ de taza de aceite de nuez

1½ cucharaditas de cáscara de naranja finamente rallada

¼ de taza de jugo de naranja natural

2 cucharaditas de jugo de limón fresco

2 cucharadas de nueces finamente picadas, tostadas *

1. Precaliente el horno a 425 ° F. Corta cada remolacha en 8 gajos. (Si las remolachas son más pequeñas, córtelas en gajos de ½ pulgada. Usted quiere alrededor de 24 gajos en total). Coloque las remolachas en una fuente para hornear de 2 cuartos de galón; rocíe con el aceite de oliva y revuelva para cubrir. Cubra el plato con papel de aluminio. Hornee, tapado, durante 20 minutos. Revuelva las remolachas y ase, sin tapar, unos 20 minutos más o hasta que las remolachas estén tiernas. Deje enfriar un poco.

2. Mientras tanto, para la marinada, en un tazón pequeño combine el aceite de nuez, la cáscara de naranja, el jugo de naranja y el jugo

de limón. Vierta la marinada sobre las remolachas; cubra y refrigere por 8 horas o toda la noche. Escurre la marinada.

3. Coloque las remolachas en un tazón para servir y espolvoree con las nueces tostadas. Sirve con palillos.

* Consejo: para tostar nueces, extiéndalas en una bandeja para hornear poco profunda. Hornee en un horno a 350 ° F durante 5 a 10 minutos o hasta que esté ligeramente dorado, agitando el molde una o dos veces. Mire con cuidado para que no se quemen.

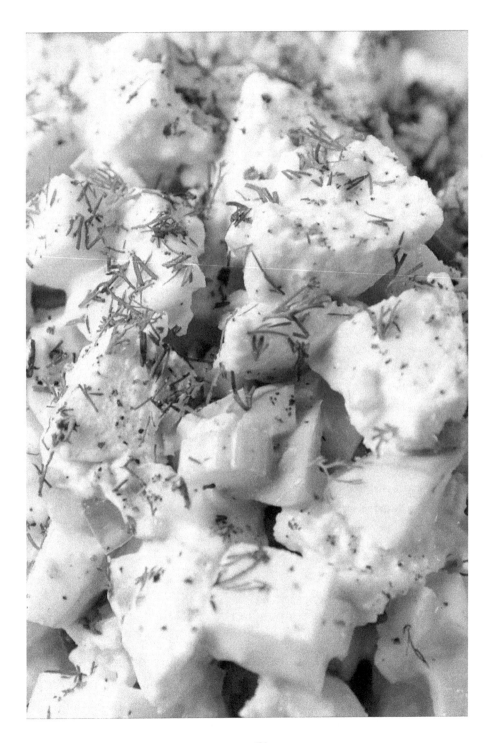

TAZAS DE COLIFLOR CON PESTO DE HIERBAS Y CORDERO

DEBERES: 45 minutos de cocción: 15 minutos de horneado: 10 minutos rinde: 6 porciones

LAS COPAS DE COLIFLOR SON MUY LIGERAS. Y TIERNA. ES POSIBLE QUE DESEE SERVIR ESTOS SABROSOS BOCADILLOS CON TENEDORES PARA QUE LOS INVITADOS PUEDAN TOMAR HASTA EL ÚLTIMO BOCADO Y MANTENER INTACTOS SUS MODALES.

2 cucharadas de aceite de coco refinado, derretido

4 tazas de coliflor fresca picada en trozos grandes

2 huevos grandes

½ taza de harina de almendras

¼ de cucharadita de pimienta negra

4 cebolletas

12 onzas de cordero molido o cerdo molido

3 dientes de ajo picados

12 tomates cherry o uva, en cuartos

1 cucharadita de condimento mediterráneo (ver receta)

¾ taza de cilantro fresco bien compactado

½ taza de perejil fresco bien compactado

¼ de taza de menta fresca bien compactada

⅓ taza de piñones tostados (ver inclinar)

¼ taza de aceite de oliva

1. Precaliente el horno a 425 ° F. Unte el fondo y los lados de doce moldes para muffins de 2½ pulgadas con aceite de coco. Dejar de lado. Coloque la coliflor en un procesador de alimentos. Cubra y presione hasta que la coliflor esté finamente picada pero no hecha puré. Llene una sartén grande con agua hasta una profundidad de 1 pulgada; llevar a ebullición. Coloque una canasta vaporera en una sartén sobre agua. Agregue la coliflor a la canasta vaporera.

Tape y cocine al vapor durante 4 a 5 minutos o hasta que estén tiernos. Retire la canasta vaporera con coliflor de la sartén y colóquela sobre un plato grande. Deje que la coliflor se enfríe un poco.

2. En un tazón grande, bata ligeramente los huevos con un batidor. Agregue la coliflor enfriada, la harina de almendras y la pimienta. Vierta la mezcla de coliflor de manera uniforme en los moldes para muffins preparados. Con los dedos y el dorso de una cuchara, presione la coliflor contra el fondo y los lados de las tazas.

3. Hornee las tazas de coliflor durante 10 a 15 minutos o hasta que las tazas de coliflor estén ligeramente doradas y los centros estén firmes. Colocar sobre una rejilla pero no sacar de la sartén.

4. Mientras tanto, corte las cebolletas en rodajas finas, manteniendo la parte inferior blanca separada de la parte superior verde. En una sartén grande, cocine el cordero, las rodajas de fondo blanco de las cebolletas y el ajo a fuego medio-alto hasta que la carne esté bien cocida, revolviendo con una cuchara de madera para desmenuzar la carne mientras se cocina. Escurre la grasa. Agregue las partes verdes de cebolletas, tomates y condimento mediterráneo. Cocine y revuelva durante 1 minuto. Vierta la mezcla de cordero de manera uniforme en tazas de coliflor.

5. Para el pesto de hierbas, en un procesador de alimentos combine el cilantro, el perejil, la menta y los piñones. Tape y procese hasta que la mezcla esté finamente picada. Con el procesador en funcionamiento, agregue lentamente aceite a través del tubo de alimentación hasta que la mezcla esté bien combinada.

6. Pase un cuchillo fino y afilado alrededor de los bordes de las tazas de coliflor. Retire con cuidado las tazas de la sartén y

colóquelas en una fuente para servir. Coloque el pesto de hierbas sobre las tazas de coliflor.

ADEREZO DE ALCACHOFA DE ESPINACA

EMPEZAR A ACABAR: 20 minutos rinde: 6 porciones

PARECE QUE CASI TODAS LAS FIESTAS INCLUYE ALGUNA VERSIÓN DE SALSA DE ESPINACAS Y ALCACHOFAS EN LA MESA, CALIENTE O FRÍA, PORQUE A LA GENTE LE ENCANTA. DESAFORTUNADAMENTE, LAS VERSIONES FABRICADAS COMERCIALMENTE, E INCLUSO LA MAYORÍA DE LAS VERSIONES CASERAS, NO LE DEVUELVEN EL AMOR. ESTE LO HACE.

1 cucharada de aceite de oliva virgen extra

1 taza de cebolla dulce picada

3 dientes de ajo picados

1 caja de 9 onzas de corazones de alcachofa congelados, descongelados

¾ taza de Paleo Mayo (ver receta)

¾ taza de crema de anacardos (ver receta)

½ cucharadita de cáscara de limón finamente rallada

2 cucharaditas de jugo de limón fresco

2 cucharaditas de condimento ahumado (ver receta)

2 cajas de 10 onzas de espinacas congeladas picadas, descongeladas y bien escurridas

Verduras cortadas variadas como pepinos, zanahorias y pimientos rojos dulces

1. En una sartén grande, caliente el aceite de oliva a fuego medio. Agrega la cebolla; cocine y revuelva unos 5 minutos o hasta que esté transparente. Agrega el ajo; cocine por 1 minuto.

2. Mientras tanto, coloque las alcachofas escurridas en un procesador de alimentos equipado con la cuchilla para picar / mezclar. Tapa y pulsa hasta que esté finamente picado; dejar de lado.

3. En un tazón pequeño combine la Paleo Mayo y la Crema de anacardos. Agregue la cáscara de limón, el jugo de limón y el condimento ahumado; dejar de lado.

4. Agregue las alcachofas picadas y las espinacas a la mezcla de cebolla en la sartén. Agregue la mezcla de mayonesa; calor a través. Sirva con verduras cortadas en trozos.

ALBÓNDIGAS ASIÁTICAS CON SALSA DE ANÍS ESTRELLADO

DEBERES: 30 minutos de cocción: 5 minutos por lote rinde: 8 porciones

PARA ESTA RECETA, NECESITA EL TALLOS Y COSTILLAS DE 1 MANOJO DE HOJAS DE MOSTAZA. HÁGALO AL MISMO TIEMPO QUE HACE CHIPS VERDE MOSTAZA CON MOTAS DE SÉSAMO (VERRECETA) O COMIENCE CON UN MANOJO DE HOJAS DE MOSTAZA Y CORTE LAS HOJAS MÁS PEQUEÑAS JUNTO CON LOS TALLOS Y LAS COSTILLAS PARA LAS ALBÓNDIGAS, Y GUARDE LAS HOJAS MÁS GRANDES PARA SOFREÍRLAS CON AJO PARA UN ACOMPAÑAMIENTO RÁPIDO.

Tallos y costillas de 1 manojo de hojas de mostaza

1 pieza de jengibre fresco de 6 pulgadas, pelado y en rodajas

12 onzas de carne de cerdo molida

12 onzas de pavo molido (carne oscura y blanca)

½ cucharadita de pimienta negra

4 tazas de caldo de hueso de res (ver receta) o caldo de res sin sal agregada

2 anís estrellado

½ taza de cebolletas finamente picadas

3 cucharaditas de cáscara de naranja finamente rallada

2 cucharadas de vinagre de sidra de manzana

1 cucharadita de aceite de chile picante (ver receta, a continuación) (opcional)

8 hojas de col de col rizada

1 cucharada de cebolletas finamente picadas

2 cucharaditas de pimiento rojo triturado

1. Pique en trozos grandes los tallos y las costillas de las hojas de mostaza; colocar en un procesador de alimentos. Cubra y procese hasta que esté finamente picado. (Debe tener 2 tazas). Coloque en un tazón grande. Coloque el jengibre en rodajas en el procesador

de alimentos; cubra y procese hasta que esté picado. Agregue ¼ de taza de jengibre picado, cerdo molido, pavo molido y pimienta negra al tazón. Mezcle ligeramente hasta que esté bien combinado. Forme 32 mini albóndigas con la mezcla de carne usando aproximadamente 1 cucharada de mezcla de carne por cada albóndiga.

2. Para la salsa de anís estrellado, en una cacerola mediana combine 2 cucharadas del jengibre picado reservado, 2 tazas de caldo de hueso de res, 1 anís estrellado, ¼ de taza de cebolletas, 2 cucharaditas de cáscara de naranja, el vinagre de sidra de manzana y, si lo desea, Aceite de Chile Caliente. Llevar a ebullición; reducir el calor. Cocine a fuego lento, tapado, mientras cocina las albóndigas.

3. Mientras tanto, en otra cacerola mediana combine las 2 cucharadas restantes de jengibre picado, 2 tazas de caldo, 1 anís estrellado, ¼ de taza de cebolletas y 1 cucharadita de cáscara de naranja. Llevar a ebullición; agregue tantas albóndigas como floten en el líquido de cocción sin que se abarroten. Cocine las albóndigas durante 5 minutos; quitar con una espumadera. Mantenga calientes las albóndigas cocidas en un tazón para servir mientras cocina las albóndigas restantes. Deseche el líquido de cocción.

4. Retire la salsa para mojar del fuego. Colar y desechar los sólidos.

5. Para servir, coloque una hoja de col en un plato de aperitivo y coloque 4 albóndigas en cada hoja. Rocíe con salsa tibia; espolvorear con cebolletas y pimiento rojo triturado.

Aceite de Chile Caliente: En una cacerola pequeña caliente 2 cucharadas de aceite de girasol a fuego medio; agregue 2 cucharaditas de pimiento rojo triturado y 2 chiles anchos secos enteros. Cocine por 1 minuto o solo hasta que los chiles comiencen a chisporrotear (no deje que se doren o debe comenzar de nuevo). Agregue ¾ taza de aceite de girasol; caliente hasta que esté bien caliente. Retírelo del calor; Dejar enfriar a temperatura ambiente. Colar el aceite a través de un colador de malla fina; deseche los chiles. Guarde el aceite en un recipiente hermético o frasco de vidrio en el refrigerador hasta por 3 semanas.

HUEVOS RELLENOS

EMPEZAR A ACABAR: 25 minutos rinde: 12 porciones

SI OPTA POR LOS HUEVOS RELLENOS DE WASABI,ASEGÚRESE DE BUSCAR UN POLVO DE WASABI QUE CONTENGA SOLO INGREDIENTES NATURALES, SIN SAL Y SIN COLORANTES ARTIFICIALES. EL WASABI ES UNA RAÍZ QUE SE RALLA Y SE USA FRESCA O SECA Y SE MUELE EN POLVO. SI BIEN EL POLVO DE WASABI 100% ES DIFÍCIL DE ENCONTRAR FUERA DE JAPÓN, Y ES MUY CARO, EXISTEN POLVOS DE WASABI DISPONIBLES COMERCIALMENTE QUE CONTIENEN SOLO WASABI, RÁBANO PICANTE Y MOSTAZA SECA.

6 huevos duros, pelados *

¼ taza de Paleo Mayo (ver receta)

1 cucharadita de mostaza estilo Dijon (ver receta)

1 cucharadita de vinagre de sidra o vinagre de vino blanco

½ cucharadita de pimienta negra

Pimentón ahumado o ramitas de perejil fresco

1. Corte los huevos por la mitad horizontalmente. Retire las yemas y colóquelas en un tazón mediano. Coloque las claras en una fuente para servir.

2. Con un tenedor, machaque las yemas. Agregue la Paleo Mayo, la mostaza estilo Dijon, el vinagre y la pimienta negra. Mezclar bien.

3. Con una cuchara, vierta la mezcla de yema en mitades de clara de huevo. Tape y enfríe hasta el momento de servir. Adorne con ramitas de pimentón o perejil.

Huevos rellenos de wasabi: Prepárelos como se indica, excepto que omita la mostaza estilo Dijon y use ¼ de taza más 1 cucharadita de Paleo Mayo. En un tazón pequeño, combine 1 cucharadita de wasabi en polvo y 1 cucharadita de agua para hacer una pasta. Agregue la mezcla de yema, junto con ¼ de taza de cebolletas en rodajas finas. Adorne con cebolletas en rodajas.

Huevos rellenos con chipotle: Prepare como se indica, excepto que agregue ¼ de taza de cilantro finamente picado, 2 cucharadas de cebolla morada finamente picada y ½ cucharadita de chile chipotle molido en la mezcla de yemas. Espolvoree con chile chipotle molido adicional.

Huevos rellenos de aguacate-Ranch: Reduzca la mayonesa Paleo a 2 cucharadas y omita la mostaza estilo Dijon y el vinagre. Mezcle ¼ de taza de aguacate triturado, 2 cucharadas de cebollino fresco picado, 1 cucharada de jugo de limón fresco, 1 cucharada de perejil picado, 1 cucharadita de eneldo picado, ½ cucharadita de cebolla en polvo y ¼ de cucharadita de ajo en polvo en la mezcla de yemas. Adorne con cebollino finamente picado.

* Consejo: para cocinar huevos duros, coloque los huevos en una sola capa en una cacerola grande. Cubra con agua fría por 1 pulgada. Llevar a ebullición a fuego alto. Retírelo del calor. Cubra y deje reposar por 15 minutos; drenar. Deje correr agua fría sobre los huevos; escurrir de nuevo.

ROLLOS DE BERENJENA ASADA Y ROMESCO

DEBERES: 45 minutos asar: 10 minutos hornear: 15 minutos hace: aproximadamente 24 panecillos

ROMESCO ES UNA SALSA ESPAÑOLA TRADICIONALMENTE ELABORADO CON PIMIENTOS ROJOS ASADOS EN PURÉ CON TOMATE, ACEITE DE OLIVA, ALMENDRAS Y AJO. ESTA RECETA RINDE APROXIMADAMENTE 2½ TAZAS DE SALSA. GUARDE CUALQUIER SALSA SOBRANTE EN UN RECIPIENTE HERMÉTICAMENTE CERRADO EN EL REFRIGERADOR HASTA POR 1 SEMANA. ÚSELO EN CARNES, AVES, PESCADO O VERDURAS ASADOS O A LA PARRILLA.

3 pimientos rojos, cortados por la mitad, sin tallos y sin semillas

4 tomates roma, sin corazón

1 berenjena de 1 libra, con las puntas recortadas

½ taza de aceite de oliva virgen extra

1 cucharada de condimento mediterráneo (ver receta)

¼ de taza de almendras tostadas (ver inclinar)

3 cucharadas de vinagreta de ajo asado (ver receta)

Aceite de oliva virgen extra

1. Para la salsa romesco, precaliente el asador con la parrilla del horno colocada de 4 a 5 pulgadas del elemento calefactor. Cubra una bandeja para hornear con borde con papel de aluminio. Coloque los pimientos dulces con los lados cortados hacia abajo y los tomates en la bandeja para hornear preparada. Ase unos 10 minutos o hasta que la piel se ennegrezca. Retire la bandeja para hornear del asador y envuelva las verduras en el papel de aluminio; dejar de lado.

2. Disminuya la temperatura del horno a 400 ° F. Con una mandolina o rebanador, corte la berenjena a lo largo en rodajas de ¼ de pulgada. (Debe tener entre 12 y 14 rebanadas). Cubra dos bandejas para hornear con papel de aluminio; coloque las rodajas de berenjena en una sola capa sobre las bandejas para hornear preparadas. Unte ambos lados de las rodajas de berenjena con aceite de oliva; espolvorear con condimento mediterráneo. Hornee unos 15 minutos o hasta que estén tiernos, volteando las rodajas una vez. Ponga la berenjena horneada a un lado para que se enfríe.

3. En un procesador de alimentos combine los pimientos y tomates asados, las almendras y la vinagreta de ajo asado. Cubra y procese hasta que quede suave, agregando aceite de oliva adicional según sea necesario para hacer una salsa suave.

4. Unte cada rebanada de berenjena asada con aproximadamente 1 cucharadita de salsa romesco. Comenzando por el extremo corto de las rodajas de berenjena asadas, enrolle cada rodaja en espiral y córtela por la mitad transversalmente. Asegure cada rollo con un palillo de madera.

WRAPS DE CARNE Y VERDURAS

EMPEZAR A ACABAR: 15 minutos rinde: 6 porciones (12 envolturas)

ESTOS PANECILLOS CRUJIENTES SON ESPECIALMENTE BUENOS HECHO CON LAS SOBRAS DE SOLOMILLO DE TERNERA ASADO A FUEGO LENTO (VER RECETA). ENFRIAR LA CARNE ANTES DE CORTARLA AYUDA A QUE SE CORTE DE FORMA MÁS LIMPIA, DE MODO QUE PUEDA OBTENER LAS REBANADAS DE CARNE LO MÁS FINAS POSIBLE.

1 pimiento rojo pequeño, sin tallos, cortado a la mitad y sin semillas

2 pedazos de pepino inglés de 3 pulgadas, cortados por la mitad a lo largo y sin semillas

2 piezas de zanahoria de 3 pulgadas, peladas

½ taza de brotes de rábano daikon

1 libra de solomillo de rosbif sobrante u otro rosbif sobrante, refrigerado

1 aguacate, pelado, sin semillas y cortado en 12 rodajas

Salsa chimichurri (ver receta)

1. Corte el pimiento rojo, el pepino y la zanahoria en trozos largos del tamaño de una cerilla.

2. Corte el rosbif en rodajas finas (necesitará 12 rodajas). Si es necesario, corte las rebanadas para hacer trozos de aproximadamente 4 × 2 pulgadas. Para cada envoltura, en una superficie de trabajo limpia y seca, coloque 4 rebanadas de carne en una sola capa. En el centro de cada pieza coloque una rodaja de aguacate, un trozo de pimiento rojo, un trozo de pepino, un trozo de zanahoria y algunos de los brotes. Enrolle la carne sobre las verduras. Coloque las envolturas en una bandeja, con los lados de la costura hacia abajo (asegure las envolturas con palillos de dientes si es necesario). Repita dos veces para hacer 12 vueltas en total. Sirva con salsa chimichurri para mojar.

BOCADITOS DE ESCALOPINA Y ESCAROLA DE AGUACATE

EMPEZAR A ACABAR: 25 minutos hace: 24 aperitivos

LAS HOJAS DE ENDIVIAS SON EXCELENTES CUCHARADAS PARA COMER SIN TENEDOR TODO TIPO DE RELLENOS. AQUÍ, TIENEN UN CONDIMENTO CÍTRICO DE AGUACATE Y PIMIENTO DULCE CUBIERTO CON VIEIRAS CAJÚN CHAMUSCADAS RÁPIDAMENTE. EL RESULTADO ES A LA VEZ CREMOSO Y CRUJIENTE, FRESCO Y CALIENTE.

1 libra de vieiras frescas o congeladas

1 a 2 cucharaditas de condimento cajún (ver receta)

24 hojas de escarola de tamaño mediano a grande (de 3 a 4 cabezas de endivia) *

1 aguacate maduro, pelado, sin semillas y picado

1 pimiento rojo o naranja, finamente picado

2 cebollas verdes picadas

2 cucharadas de vinagreta de cítricos brillante (ver receta) o jugo de lima fresco

1 cucharada de aceite de oliva virgen extra

1. Descongele las vieiras, si están congeladas. Enjuague las vieiras y séquelas con toallas de papel. En un tazón mediano, mezcle las vieiras con el condimento cajún; dejar de lado.

2. Coloque las hojas de endivias en una fuente grande. En un tazón mediano, mezcle suavemente el aguacate, el pimiento dulce, las cebollas verdes y la vinagreta de cítricos brillantes. Vierta sobre las hojas de escarola.

3. En una sartén grande, caliente el aceite de oliva a fuego medio-alto. ** Agregue las vieiras; cocine de 1 a 2 minutos o hasta que esté opaco, revolviendo con frecuencia. Coloque las vieiras sobre la

mezcla de aguacate en hojas de endivias. Sirva inmediatamente o cubra y enfríe por hasta 2 horas. Rinde 24 aperitivos.

* Nota: Reserve las hojas más pequeñas para picarlas y mezclarlas con una ensalada.

** Nota: Las vieiras tienen una textura delicada y se pueden pegar fácilmente cuando se cocinan. Una sartén de hierro fundido bien sazonada tiene una superficie antiadherente que es una excelente opción para este trabajo.

CHIPS VERDE MOSTAZA CON MANCHAS DE SÉSAMO

DEBERES: 10 minutos de horneado: 20 minutos rinde: 4 a 6 porciones

ESTOS SON SIMILARES A LOS CHIPS DE COL RIZADA CRUJIENTEPERO MÁS DELICADO. PARA MANTENERLOS CRUJIENTES, GUÁRDELOS EN UNA BOLSA DE PAPEL ENROLLADA Y NO EN UN RECIPIENTE HERMÉTICAMENTE CERRADO, LO QUE HARÁ QUE SE MARCHITEN.

1 manojo de hojas de mostaza, sin tallos ni costillas *

2 cucharadas de aceite de oliva virgen extra

2 cucharaditas de semillas de sésamo blanco

1 cucharadita de semillas de sésamo negro

1. Precaliente el horno a 300 ° F. Forre dos moldes para hornear de 15 × 10 × 1 pulgada con papel pergamino.

2. Corte las hojas de mostaza en trozos pequeños. En un tazón grande combine las verduras y el aceite de oliva. Mezcle para cubrir, frotando suavemente el aceite sobre la superficie de las hojas. Espolvorea con semillas de sésamo; revuelva ligeramente para cubrir.

3. Coloque las hojas de mostaza en una sola capa sobre los moldes para hornear preparados. Hornee unos 20 minutos o hasta que se oscurezca y esté crujiente, volteando una vez. Sirva inmediatamente o guarde las papas fritas enfriadas en una bolsa de papel hasta por 3 días.

* Nota: Los tallos y las costillas se pueden usar para hacer las albóndigas asiáticas con salsa de anís estrellado (ver receta).

PEPITAS ASADAS PICANTES

DEBERES: 5 minutos de horneado: 20 minutos rinde: 2 tazas

ESTAS SON SOLO LAS COSAS PARA MASTICARCUANDO TIENES HAMBRE Y ESTÁS PREPARANDO LA CENA. LAS PEPITAS SON SEMILLAS DE CALABAZA SIN CÁSCARA, PERO PUEDES SUSTITUIRLAS POR NUECES COMO ALMENDRAS O NUECES SI LO PREFIERES.

1 clara de huevo

2 cucharaditas de jugo de lima fresco

1 cucharadita de comino molido

½ cucharadita de chile en polvo sin sal agregada

½ cucharadita de pimentón ahumado

½ cucharadita de pimienta negra

¼ de cucharadita de pimienta de cayena

¼ de cucharadita de canela molida

2 tazas de pepitas crudas (semillas de calabaza sin cáscara)

1. Precaliente el horno a 350 ° F. Cubra una bandeja para hornear con papel pergamino; dejar de lado.

2. En un tazón mediano, bata la clara de huevo hasta que esté espumosa. Agregue jugo de limón, comino, chile en polvo, pimentón, pimienta negra, pimienta de cayena y canela. Batir hasta que esté bien combinado. Agrega las pepitas. Revuelva hasta que todas las pepitas estén bien cubiertas. Extienda las pepitas de manera uniforme en la bandeja para hornear preparada.

3. Hornee unos 20 minutos o hasta que estén dorados y crujientes, revolviendo con frecuencia. Mientras las pepitas aún estén calientes, separe los grumos.

4. Deje enfriar completamente. Almacene en un recipiente hermético a temperatura ambiente hasta por 1 semana.

NUECES DE HIERBAS Y CHIPOTLE

DEBERES: 10 minutos de horneado: 12 minutos rinde: 4 a 6 porciones (2 tazas)

LOS CHILES CHIPOTLE SON JALAPEÑOS SECOS Y AHUMADOS. AUNQUE SE HAN VUELTO MUY POPULARES COMERCIALMENTE ENLATADOS EN SALSA DE ADOBO, QUE CONTIENE AZÚCAR, SAL Y ACEITE DE SOYA, EN SU FORMA MÁS PURA, NO HAY INGREDIENTES MÁS QUE LOS PROPIOS CHILES. PROPORCIONAN UN SABOR MARAVILLOSO Y AHUMADO A LOS ALIMENTOS.

1 clara de huevo

2 cucharadas de aceite de oliva virgen extra

2 cucharaditas de tomillo fresco cortado en tiras

1 cucharadita de romero fresco cortado en tiras

1 cucharadita de chile chipotle molido

1 cucharadita de cáscara de naranja finamente rallada

2 tazas de nueces enteras sin sal (almendras, nueces, nueces y / o anacardos)

1. Precaliente el horno a 350 ° F. Cubra un molde para hornear de 15 × 10 × 1 pulgada con papel de aluminio; dejar la sartén a un lado

2. En un tazón mediano, bata la clara de huevo hasta que esté espumosa. Agregue aceite de oliva, tomillo, romero, chile chipotle molido y cáscara de naranja. Batir hasta que esté combinado. Agregue nueces y revuelva para cubrir. Extienda las nueces en una sola capa en el molde para hornear preparado.

3. Hornee por 20 minutos o hasta que las nueces estén doradas y crujientes, revolviendo frecuentemente. Mientras aún esté caliente, separe los grumos. Déjelo enfriar completamente.

4. Almacene en un recipiente hermético a temperatura ambiente hasta por 1 semana.

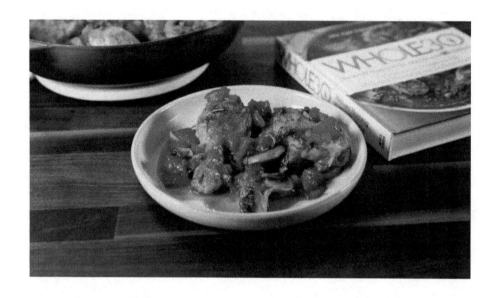

HUMMUS DE PIMIENTO ROJO ASADO CON VERDURAS

DEBERES: 20 minutos de asado: 20 minutos de reposo: 15 minutos rinde: 4 porciones

SI QUIERES, PUEDES HACER ESTA SABROSA SALSA HASTA 3 DÍAS ANTES. PREPÁRELO COMO SE INDICA EN EL PASO 2, LUEGO TRANSFIÉRALO A UN TAZÓN PARA SERVIR. CUBRA Y ENFRÍE HASTA POR 2 DÍAS. AGREGA EL PEREJIL JUSTO ANTES DE SERVIR.

1 pimiento rojo mediano, sin semillas y cortado en cuartos

3 dientes de ajo pelados

¼ de cucharadita de aceite de oliva virgen extra

½ taza de almendras picadas

3 cucharadas de piñones

2 cucharadas de mantequilla de piñones (ver receta)

1 cucharadita de cáscara de limón finamente rallada

2 a 3 cucharadas de jugo de limón fresco

¼ taza de perejil fresco cortado en tiras

Palitos de verduras frescas (zanahorias, pimientos dulces, pepino, apio y / o calabacín)

1. Precaliente el horno a 425 ° F. Cubra una bandeja para hornear pequeña con papel de aluminio; coloque los cuartos de pimiento, con los lados cortados hacia abajo, sobre el papel de aluminio. Coloque los dientes de ajo en un pequeño trozo de papel de aluminio; rocíe con aceite de oliva. Envuelva los dientes de ajo con papel de aluminio. Coloque el paquete de ajo en la sartén con los cuartos de pimiento. Ase el pimiento y el ajo durante 20 a 25 minutos o hasta que los pimientos estén carbonizados y muy tiernos. Coloque el paquete de ajo en una rejilla para que se enfríe. Coloque el papel de aluminio alrededor de los cuartos de pimiento

y doble los bordes para encerrarlos. Deje reposar unos 15 minutos o hasta que se enfríe lo suficiente para manipular. Use un cuchillo afilado para aflojar los bordes de la piel de los pimientos; retire suavemente las pieles en tiras y deséchelas.

2. Mientras tanto, en una sartén pequeña, tueste los piñones a fuego medio durante 3 a 5 minutos o hasta que estén ligeramente tostados. Déjelo enfriar un poco.

3. Transfiera las nueces tostadas a un procesador de alimentos. Cubra y procese hasta que esté finamente picado. Agregue cuartos de pimienta, dientes de ajo, mantequilla de piñones, cáscara de limón y jugo de limón. Cubra y procese hasta que esté muy suave, deteniéndose para raspar los lados del tazón de vez en cuando.

4. Transfiera la mezcla de nueces a un tazón para servir; agregue el perejil. Sirva con verduras frescas para mojar.

TÉ HELADO DE JENGIBRE E HIBISCO

DEBERES: 10 minutos de reposo: 20 minutos rinde: 6 porciones (8 onzas)

LAS FLORES DE HIBISCO SECAS SON MUY REFRESCANTES,TÉ DE SABOR AGRIO POPULAR EN MÉXICO Y OTRAS PARTES DEL MUNDO. REMOJAR CON JENGIBRE LE DA ALGO DE CHISPA. LOS ESTUDIOS HAN SUGERIDO QUE EL HIBISCO ES BENEFICIOSO PARA MANTENER LA PRESIÓN ARTERIAL Y EL COLESTEROL SALUDABLES, Y ES MUY RICO EN VITAMINA C.

6 tazas de agua fría

1 taza de flores de hibisco secas y sin cortar (flor de jamaica)

2 cucharadas de jengibre fresco, rallado y pelado

Cubos de hielo

Rodajas de naranja y lima

1. Ponga a hervir 2 tazas de agua. Combine las flores de hibisco y el jengibre en un recipiente grande. Vierta agua hirviendo sobre la mezcla de hibisco; tapar y dejar reposar durante 20 minutos.

2. Cuele la mezcla a través de un colador de malla fina en una jarra grande. Deseche los sólidos. Agrega las 4 tazas restantes de agua fría; mezclar bien.

3. Sirva el té en vasos altos con hielo. Adorne con rodajas de naranja y lima.

AGUA FRESCA DE FRESA-MELÓN-MENTA

EMPEZAR A ACABAR: 20 minutos rinde: aproximadamente 8 porciones (10 tazas)

AGUA FRESCA SIGNIFICA "AGUA DULCE" EN ESPAÑOL, Y SI PUEDES MEJORAR EL AGUA PARA REFRESCARTE, AQUÍ TIENES. LA MAYORÍA DE LAS AGUAS FRESCAS CONTIENEN AZÚCAR AGREGADA JUNTO CON FRUTAS, PERO ESTAS DEPENDEN SOLO DEL AZÚCAR NATURAL DE LAS FRUTAS. EN UN DÍA CALUROSO, NADA SABE MEJOR Y SON UNA EXCELENTE BEBIDA DE FIESTA SIN ALCOHOL.

2 libras de fresas frescas, peladas y cortadas por la mitad

3 tazas de melón dulce en cubos

6 tazas de agua fría

1 taza de hojas de menta fresca, rasgadas

Jugo de 2 limones, más gajos para servir

Cubos de hielo

ramitas de menta

Rodajas de limón

1. En una licuadora, combine las fresas, el melón y 2 tazas de agua. Cubra y mezcle hasta que quede suave. Cuele la mezcla a través de un colador de malla fina en una jarra o frasco de vidrio grande. Deseche los sólidos.

2. En la licuadora combine 1 taza de hojas de menta, jugo de limón y 1 taza de agua. Cuele la mezcla a través del colador de malla fina en la mezcla de fresa y melón.

3. Agregue 3 tazas de agua. Sirva inmediatamente o enfríe hasta que esté listo para servir. Sirva en vasos altos con hielo. Adorne con ramitas de menta y rodajas de lima.

AGUA FRESCA DE SANDÍA Y ARÁNDANOS

DEBERES: 20 minutos de enfriamiento: 2 a 24 horas rinde: 6 porciones

EL PURÉ DE FRUTAS PARA ESTA BEBIDA. SE PUEDE ENFRIAR ENTRE 2 Y 24 HORAS. ES UN POCO DIFERENTE A ALGUNAS AGUAS FRESCAS EN QUE TIENE AGUA CARBONATADA MEZCLADA CON LA FRUTA PARA UNA BEBIDA BURBUJEANTE. ASEGÚRESE DE COMPRAR AGUA MINERAL CON GAS NATURAL, NO AGUA "CON GAS" O AGUA CON GAS, QUE TIENE UN ALTO CONTENIDO DE SODIO.

6 tazas de sandía sin semillas, en cubos

1 taza de arándanos frescos

¼ de taza de hojas de menta fresca sin apretar

¼ de taza de jugo de limón verde fresco

12 onzas de agua mineral naturalmente carbonatada, refrigerada

Cubos de hielo

Hojas de menta

Rodajas de lima

1. En una licuadora o procesador de alimentos combine los cubos de sandía, los arándanos, ¼ de taza de menta y el jugo de lima, trabajando en tandas si es necesario. Haga puré hasta que quede suave. Enfríe la fruta en puré de 2 a 24 horas.

2. Para servir, agregue agua carbonatada fría a la mezcla de frutas en puré. Vierta en vasos altos con hielo. Adorne con hojas de menta y rodajas de lima adicionales.

AGUA FRESCA DE PEPINO

DEBERES: 15 minutos de enfriamiento: 1 hora rinde: 6 porciones

LA ALBAHACA FRESCA TIENE SABOR A REGALIZ. QUE COMBINA MARAVILLOSAMENTE CON FRUTAS DE TODO TIPO: FRESAS, MELOCOTONES, ALBARICOQUES Y MELÓN, EN PARTICULAR.

1 pepino grande sin semillas (inglés), pelado y en rodajas (aproximadamente 2 tazas)

1 taza de frambuesas

2 albaricoques maduros, sin hueso y en cuartos

¼ de taza de jugo de limón verde fresco

1 cucharada de albahaca fresca cortada

½ cucharadita de tomillo fresco cortado en tiras

2 a 3 tazas de agua

Cubos de hielo

1. En una licuadora o procesador de alimentos combine el pepino, las frambuesas, los albaricoques, el jugo de lima, la albahaca y el tomillo. Agrega 2 tazas de agua. Cubra y mezcle o procese hasta que quede suave. Agregue agua adicional, si lo desea, hasta obtener la consistencia deseada.

2. Enfríe durante al menos 1 hora o hasta 1 semana. Sirva en vasos altos con hielo.

COCO CHAI

EMPEZAR A ACABAR: 25 minutos rinde: 5 a 6 porciones (aproximadamente 5½ tazas)

ESTE CHAI NO CONTIENE TÉ—LECHE DE COCO BIEN ESPECIADA Y UN CHORRITO DE JUGO DE NARANJA NATURAL. PARA UN ADEREZO ESPUMOSO, SE PUEDE BATIR MÁS LECHE DE COCO Y PONER UNA CUCHARADA ENCIMA DE CADA PORCIÓN.

- 12 vainas de cardamomo enteras
- 10 anís estrellado entero
- 10 dientes enteros
- 2 cucharaditas de pimienta negra en grano
- 1 cucharadita de pimienta de Jamaica seca entera
- 4 tazas de agua
- 3 palitos de canela de 2½ pulgadas
- 2 tiras de piel de naranja de 2 pulgadas de largo por 1 pulgada de ancho
- 1 pieza de jengibre fresco de 3 pulgadas, cortado en rodajas finas
- ½ cucharadita de nuez moscada molida
- 1 lata de 15 onzas de leche de coco entera
- ½ taza de jugo de naranja natural
- 2 cucharaditas de extracto puro de vainilla

1. En un molinillo de especias eléctrico combine las vainas de cardamomo, el anís estrellado, el clavo, los granos de pimienta y la pimienta de Jamaica. Pulsar hasta que quede muy molido. (O en una bolsa plástica grande con cierre, combine las vainas de cardamomo, el anís estrellado, el clavo, los granos de pimienta y la pimienta de Jamaica. Use un mazo para carne o el fondo de una sartén resistente para triturar las especias.) Transfiera las especias a una cacerola mediana.

2. Tostar ligeramente las especias trituradas en la cacerola a fuego medio-bajo durante unos 2 minutos o hasta que estén fragantes,

revolviendo con frecuencia. No se queme. Agrega el agua, las ramas de canela, la piel de naranja, el jengibre y la nuez moscada. Llevar a ebullición; reducir el calor. Cocine a fuego lento, sin tapar, durante 15 minutos.

3. Agregue la leche de coco, el jugo de naranja y el extracto de vainilla. Cocine hasta que esté completamente caliente. Colar a través de un colador de malla fina forrado con una gasa y servir inmediatamente.

SOLOMILLO DE TERNERA ASADO A FUEGO LENTO

DEBERES: 10 minutos de reposo: 50 minutos de asado: 1 hora y 45 minutos rinde: de 8 a 10 porciones

ESTE ES UN ASADO PARA OCASIONES ESPECIALES, PARA ESTAR SEGURO. DEJARLO REPOSAR A TEMPERATURA AMBIENTE LOGRA DOS COSAS: PERMITE QUE EL CONDIMENTO DÉ SABOR A LA CARNE ANTES DE ASARLA Y TAMBIÉN ACORTA EL TIEMPO DE COCCIÓN PARA QUE EL ASADO SE MANTENGA LO MÁS TIERNO Y JUGOSO POSIBLE. LA CARNE DE ESTA CALIDAD NO DEBE CONSUMIRSE MÁS QUE A MEDIO COCER. USE LAS SOBRAS EN ENVOLTURAS DE CARNE DE RES (VERRECETA).

1 3½ a 4 libras de lomo de res cortado al centro, recortado y atado con hilo de cocina 100% algodón

Aceite de oliva virgen extra

½ taza de condimento mediterráneo (ver receta)

½ cucharadita de pimienta negra

Aceite de oliva con infusión de trufa (opcional)

1. Unte todos los lados del lomo con aceite de oliva y cúbralo con el condimento mediterráneo y la pimienta. Deje reposar a temperatura ambiente durante 30 a 60 minutos.

2. Precaliente el horno a 450°F con la rejilla en el tercio inferior del horno. Cubra una bandeja para hornear con borde con papel de aluminio; coloque una rejilla para asar en la bandeja para hornear.

3. Coloque la carne en la rejilla de una bandeja para hornear. Ase durante 15 minutos. Reduzca el horno a 250°F. Ase de 1¾ a 2½ horas más o hasta que la temperatura interna alcance los 135°F para que esté medio crudo. Retirar del horno; carpa con papel de aluminio. Deje reposar la carne durante 20 a 30 minutos. Quite la cuerda. Corte la carne en rodajas de ⅓ de pulgada. Si lo desea, rocíe ligeramente la carne con aceite de trufa.

ENSALADA DE CARNE RARA AL ESTILO VIETNAMITA

DEBERES: 40 minutos de congelación: 45 minutos de enfriamiento: 15 minutos de reposo: 5 minutos rinde: 4 porciones

AUNQUE EL PROCESO DE COCCIÓNPARA LA CARNE COMIENZA EN EL JUGO DE PIÑA HIRVIENDO, TERMINA EN LA MEZCLA DE LIMÓN Y JUGO DE PIÑA FRÍO. EL ÁCIDO EN ESTOS JUGOS CONTINÚA "COCINANDO" LA CARNE SIN CALOR, DEMASIADO DEL CUAL PUEDE DESTRUIR EL SABOR Y LA TERNURA.

CARNE DE VACA

1 libra de solomillo de ternera

4½ tazas de jugo de piña 100%

1 taza de jugo de limón verde fresco

¼ de cebolla morada, en rodajas muy finas

¼ de cebolla blanca, en rodajas muy finas

½ taza de cebolletas en rodajas finas

½ taza de cilantro fresco picado en trozos grandes

½ taza de menta fresca picada en trozos grandes

½ taza de albahaca tailandesa fresca picada en trozos grandes Nota)

Aderezo de macadamia (ver receta, a la derecha)

ENSALADA

8 hojas de lechuga iceberg

2 cucharadas de anacardos picados, tostados (ver inclinar)

1 chile de pájaro tailandés, en rodajas muy finas (ver inclinar) (Opcional)

1 cucharada de ajonjolí

Pimienta negra

Ramitas de cilantro fresco (opcional)

Rodajas de lima (opcional)

1. Congele la carne por unos 45 minutos o hasta que esté parcialmente congelada. Con un cuchillo muy afilado, corte la carne en rodajas finas como el papel. En una cacerola grande, caliente 4 tazas de jugo de piña hasta que hierva. Reduzca el fuego para mantener el jugo a fuego lento. Escaldar la carne en pequeños lotes en jugo hirviendo a fuego lento durante unos segundos (la carne debe estar bastante cruda). Sacuda el exceso de líquido y coloque la carne en un tazón mediano. Enfríe la carne en el refrigerador durante 15 a 20 minutos para que se enfríe un poco.

2. Agregue 1 taza de jugo de limón y la ½ taza restante de jugo de piña a la carne en un tazón. Deje que la carne se "cocine" en jugos a temperatura ambiente durante 5 a 10 minutos o hasta que esté cocida deseada. Escurra y exprima el exceso de líquido de la carne y transfiéralo a un tazón grande. Agrega la cebolla morada, la cebolla blanca, las cebolletas, el cilantro, la menta y la albahaca; revuelva para combinar. Vierta el aderezo de macadamia sobre la mezcla de carne; revuelva para cubrir.

3. Para preparar ensaladas, forre cada plato para servir con 2 hojas de lechuga. Divida la mezcla de carne en platos forrados con lechuga. Espolvoree con anacardos, chile tailandés (si lo desea), semillas de sésamo y pimienta negra al gusto. Si lo desea, decore con ramitas de cilantro y sirva con rodajas de limón.

Aderezo de macadamia: En un frasco pequeño con tapa hermética, combine ¼ de taza de aceite de macadamia, 1 cucharada de jugo de limón fresco, 1 cucharada de jugo de piña y ¼ a ½ cucharadita de pimiento rojo triturado. Cubra y agite bien.

PECHUGA ESTOFADA MEXICANA CON ENSALADA DE MANGO, JÍCAMA, CHILE Y SEMILLAS DE CALABAZA ASADAS

DEBERES: 20 minutos marinado: cocción durante la noche: 3 horas de reposo: 15 minutos rinde: 6 porciones

MARINAR LA PECHUGA DURANTE LA NOCHE EN LA MEZCLA DE TOMATES, CHILE CHIPOTLE Y CONDIMENTOS MEXICANOS LE DA UN SABOR INCREÍBLE Y UNA TERNURA QUE SE DESHACE. ASEGÚRESE DE MARINARLO EN UNA OLLA NO REACTIVA, COMO ACERO INOXIDABLE O HIERRO FUNDIDO ESMALTADO. EL ALUMINIO REACCIONA CON INGREDIENTES ÁCIDOS COMO EL TOMATE Y PUEDE CREAR SABORES DESAGRADABLES, Y TAMBIÉN ES UNA MALA IDEA POR RAZONES DE SALUD (VER"ELIMINAR EL ALUMINIO").

FALDA

1 pechuga de res de 3 libras

2 tazas de caldo de hueso de res (ver receta) o caldo de res sin sal agregada

1 lata de 15 onzas de tomates triturados sin sal agregada

1 taza de agua

1 chile chipotle o chile ancho seco, cortado en tiras

2 cucharaditas de condimento mexicano (ver receta)

ENSALADA

1 mango maduro, pelado y sin hueso

1 jícama, pelada y cortada en juliana

3 cucharadas de semillas de calabaza verde, tostadas *

½ de jalapeño, sin semillas y finamente picado (ver inclinar)

1 a 2 cucharadas de cilantro fresco cortado en tiras

3 cucharadas de jugo de limón fresco

1 cucharada de aceite de oliva virgen extra

Rodajas de limón

1. Quite el exceso de grasa de la pechuga. Coloque en un horno holandés de acero inoxidable o esmaltado. Agrega el caldo de res, los tomates sin escurrir, el agua, el chile chipotle y el condimento mexicano. Cubra y refrigere durante la noche.

2. Coloque la olla a fuego alto; llevar a ebullición. Reduzca el fuego y cocine a fuego lento, tapado, durante 3 a 3½ horas o hasta que estén tiernos. Retirar del horno, destapar y dejar reposar durante 15 minutos.

3. Mientras tanto, para la ensalada, corte el mango pelado en rodajas de ¼ de pulgada de grosor. Corta cada rebanada en 3 tiras. En un tazón mediano combine el mango, la jícama, las semillas de calabaza, el jalapeño y el cilantro. En un tazón pequeño, mezcle el jugo de limón y el aceite de oliva; agregar a la ensalada y mezclar; dejar de lado.

4. Transfiera la carne a una tabla de cortar; corte la carne a lo largo del grano. Si lo desea, rocíe la carne con un poco de los jugos de cocción. Sirve la carne con la ensalada. Adorne con rodajas de lima.

* Consejo: para tostar semillas y nueces finamente picadas, esparcirlas en una sartén pequeña y seca y calentar a fuego medio hasta que estén doradas. Revuelva con frecuencia para que no se quemen.

WRAPS DE LECHUGA ROMANA CON PECHUGA DE RES DESMENUZADA Y HARISSA DE CHILE ROJO FRESCO

DEBERES: 20 minutos de asado: 4 horas de reposo: 15 minutos rinde: 6 a 8 porciones

HARISSA ES UNA SALSA PICANTE DE TÚNEZ QUE SE UTILIZA COMO CONDIMENTO PARA CARNES Y PESCADOS ASADOS Y EN GUISOS COMO AROMATIZANTE. CADA COCINERO TIENE SU PROPIA VERSIÓN, PERO, ADEMÁS DE LOS CHILES, CASI SIEMPRE CONTIENE ALCARAVEA, COMINO, AJO, CILANTRO Y ACEITE DE OLIVA.

FALDA

- 1 falda de res de 3 a 3 ½ libras
- 2 cucharaditas de chile ancho molido
- 1 cucharadita de ajo en polvo
- 1 cucharadita de cebolla en polvo
- 1 cucharadita de comino molido
- ¼ taza de aceite de oliva virgen extra
- 1 taza de caldo de hueso de res (ver receta) o caldo de res sin sal agregada

HARISSA

- 1 cucharadita de semillas de cilantro
- 1 cucharadita de semillas de alcaravea
- ½ cucharadita de semillas de comino
- 8 a 10 chiles rojos de Fresno, chiles rojos de Anaheim o jalapeños rojos, sin tallo, sin semillas (si lo desea) y picados (ver inclinar)
- 3 dientes de ajo picados
- Hojas de lechuga romana

1. Precaliente el horno a 300 ° F. Quite el exceso de grasa de la pechuga. En un tazón pequeño, combine el chile ancho molido, el

ajo en polvo, la cebolla en polvo y el comino. Espolvoree la mezcla de especias sobre la carne; frotar en la carne.

2. En una olla de 5 a 6 cuartos de galón, caliente 1 cucharada de aceite de oliva a fuego medio-alto. Dorar la pechuga por ambos lados en el aceite caliente; retire la olla del fuego. Agrega el caldo de hueso de res. Tape y ase de 4 a 4½ horas o hasta que la carne esté tierna.

3. Mientras tanto, para la harissa, en una sartén pequeña combine las semillas de cilantro, alcaravea y comino. Coloque la sartén a fuego medio. Tostar las semillas unos 5 minutos o hasta que estén fragantes, agitando la sartén con frecuencia; dejar enfriar. Utilice un molinillo de especias o un mortero para moler las semillas tostadas. En un procesador de alimentos, combine la mezcla de semillas molidas, los chiles frescos, el ajo y las 3 cucharadas restantes de aceite de oliva. Procese hasta que quede suave. Transfiera a un tazón; cubra y enfríe durante al menos 1 hora.

4. Retire el horno holandés del horno. Deje reposar durante 15 minutos. Transfiera la carne a una tabla de cortar; corte la carne a lo largo del grano. Coloque en una fuente para servir y rocíe con un poco del líquido de cocción. Para servir, rellene las hojas de lechuga romana con pechuga en rodajas; cubra con harissa.

OJO REDONDO ASADO CON COSTRA DE HIERBAS CON PURÉ DE VERDURAS DE RAÍZ Y SALSA DE PAN

DEBERES: 25 minutos de cocción: 25 minutos de asado: 40 minutos de reposo: 10 minutos rinde: 6 porciones

ASEGÚRESE DE GUARDAR TODOS EL AGUA DE COCCIÓN AL ESCURRIR LAS VERDURAS. EL AGUA RESERVADA SE UTILIZA TANTO EN EL PURÉ DE TUBÉRCULOS COMO EN LA SALSA PARA LA CARNE.

ASAR

½ taza de hojas de perejil fresco bien compactas

¼ de taza de tomillo fresco cortado en tiras

1 cucharada de pimienta negra molida

2 cucharaditas de cáscara de limón finamente rallada

4 dientes de ajo pelados

4 cucharadas de aceite de oliva virgen extra

1 ojo de 3 libras de asado redondo

2 cucharadas de mostaza estilo Dijon (ver receta)

SALSA SARTÉN

1 taza de cebolla picada

1 taza de champiñones en rodajas

1 hoja de laurel

¼ taza de vino tinto seco

1 taza de caldo de hueso de res (ver receta) o caldo de res sin sal agregada

1 cucharada de aceite de oliva virgen extra

2 cucharaditas de jerez o vinagre balsámico

1 receta de Puré de Verduras de Raíz (ver receta, debajo)

1. Coloque la rejilla del horno en el tercio inferior del horno. Precaliente el horno a 400 ° F. En un procesador de alimentos,

combine el perejil, el tomillo, la pimienta, la cáscara de limón, los dientes de ajo y 2 cucharadas de aceite de oliva. Pulse hasta que el ajo esté picado en trozos grandes. Deje a un lado la mezcla de ajo.

2. En una fuente para asar mediana o en una sartén para saltear extra grande para horno, caliente las 2 cucharadas de aceite de oliva restantes a fuego medio-alto. Agregue el asado y dore hasta que se dore por todos lados, aproximadamente 4 minutos por lado. Retire el asado de la sartén; retire la cacerola del fuego. Unte la mostaza estilo Dijon sobre el asado. Espolvoree la mezcla de ajo sobre el asado, presionando para que se adhiera. Regrese el asado a la sartén. Ase, sin tapar, durante 40 a 45 minutos o hasta que un termómetro para carne insertado en el centro del asado registre 130 ° F a 135 ° F. Transfiera la carne a una tabla de cortar; carpa sin apretar con papel de aluminio. Deje reposar durante 10 minutos antes de cortar.

3. Mientras tanto, para la salsa, coloque la sartén para asar o saltear en la estufa. Calienta a fuego medio-alto. Agrega la cebolla, los champiñones y la hoja de laurel; cocine y revuelva unos 5 minutos o hasta que la cebolla esté transparente. Agregue el vino; cocine a fuego lento unos 2 minutos o hasta que el vino esté casi evaporado, raspando los trozos dorados del fondo de la sartén. Agregue 1 taza del agua de cocción de verduras reservada y el caldo de hueso de res. Llevar a ebullición; reducir el calor. Cocine a fuego lento, sin tapar, hasta que la salsa se reduzca a aproximadamente 1 taza, aproximadamente 4 minutos, revolviendo ocasionalmente.

4. Cuele la salsa a través de un colador de malla fina en una taza medidora grande; desechar los sólidos. Batir el aceite de oliva y el

vinagre en la salsa. Sirva rosbif con puré de verduras de raíz; rocíe con salsa.

Verduras de raíz trituradas: En una cacerola grande combine 3 zanahorias medianas, peladas y cortadas en trozos grandes; 3 chirivías medianas, peladas y cortadas en trozos grandes; 2 nabos medianos, pelados y cortados en trozos grandes; 1 camote grande, pelado y cortado en trozos grandes; y 2 ramitas de romero fresco. Agregue suficiente agua para cubrir las verduras. Llevar a ebullición; reducir el calor. Cocine a fuego lento, tapado, de 15 a 20 minutos o hasta que las verduras estén muy tiernas. Escurre las verduras, reservando el agua de cocción. Desecha el romero. Regrese las verduras a la sartén. Triture con un machacador de papas o una batidora eléctrica, rociando un poco del agua de cocción reservada hasta obtener la consistencia deseada (reserve el agua de vegetales restante para la salsa de pan). Sazone con pimienta de cayena. Cubra y mantenga caliente hasta que esté listo para servir.

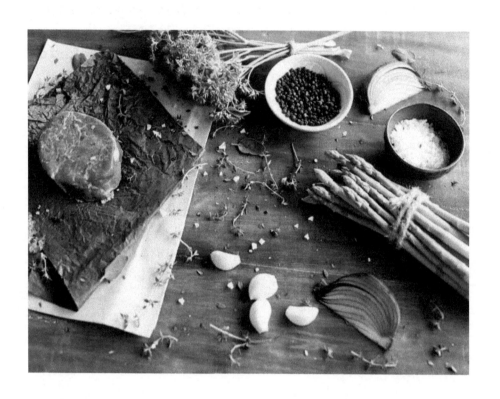

SOPA DE RES Y VERDURAS CON PESTO DE PIMIENTO ROJO ASADO

DEBERES: 40 minutos de cocción: 1 hora 25 minutos de reposo: 20 minutos rinde: 8 porciones

PIMENTÓN AHUMADO, TAMBIÉN LLAMADO PIMENTÓN—ES UN PIMENTÓN ESPAÑOL HECHO AL SECAR LOS PIMIENTOS SOBRE UN FUEGO DE LEÑA DE ROBLE AHUMADO, QUE IMPARTE UN SABOR INCREÍBLE. VIENE EN TRES VARIEDADES: DULCE Y SUAVE (DULCE), MEDIO PICANTE (AGRIDULCE) Y PICANTE (PICANTE). ELIJA SEGÚN SU GUSTO.

1 cucharada de aceite de oliva virgen extra

2 libras de carne asada deshuesada, sin exceso de grasa y cortada en cubos de 1 pulgada

1 taza de cebolla picada

1 taza de zanahorias en rodajas

1 taza de apio en rodajas

1 taza de chirivías en rodajas

1 taza de champiñones frescos en rodajas

½ taza de nabo cortado en cubitos

½ cucharadita de pimentón ahumado

½ cucharadita de romero seco, triturado

½ cucharadita de pimiento rojo triturado

½ taza de vino tinto seco

8 tazas de caldo de hueso de res (ver receta) o caldo de res sin sal agregada

2 tazas de tomates frescos cortados en cubitos

1 hoja de laurel

1 taza de camote o calabaza, pelada y en cubos

2 tazas de hojas de col rizada rallada o repollo verde

¾ taza de calabacín cortado en cubitos o calabaza amarilla de verano

¾ taza de espárragos picados

¾ taza de floretes de coliflor muy pequeños

93

Pesto de pimiento rojo (ver receta, debajo)

1. En una olla de 6 a 8 cuartos de galón, caliente el aceite de oliva a fuego medio-alto. Agrega la mitad de la carne al aceite caliente en una sartén; cocine de 5 a 6 minutos o hasta que estén bien dorados por todos lados. Retire la carne de la sartén. Repita con la carne restante. Ajuste el fuego según sea necesario para evitar que los trozos dorados del fondo de la olla se quemen.

2. Agregue la cebolla, las zanahorias, el apio, las chirivías, los champiñones y el nabo al horno holandés. Reduzca el fuego a medio. Cocine y revuelva durante 7 a 8 minutos o hasta que las verduras estén tiernas y crujientes, raspando los trozos dorados con una cuchara de madera. Agrega el pimentón, el romero y el pimiento rojo triturado; cocine y revuelva por 1 minuto. Agregue el vino; cocine a fuego lento hasta que casi se evapore. Agregue el caldo de hueso de res, los tomates, la hoja de laurel y la carne dorada y los jugos acumulados. Llevar a ebullición; reducir el calor. Cocine a fuego lento, tapado, aproximadamente 1 hora o hasta que la carne y las verduras estén tiernas. Agregue la batata y la col rizada; cocine a fuego lento durante 20 minutos. Agrega el calabacín, los espárragos y la coliflor; cocine unos 5 minutos o hasta que estén tiernos y crujientes. Retire y deseche la hoja de laurel.

3. Para servir, sirva la sopa en tazones para servir y cubra con un poco de Pesto de pimiento rojo.

Pesto de pimiento rojo: Precaliente el asador con la rejilla del horno colocada en el tercio superior del horno. Coloque 3 pimientos rojos en una bandeja para hornear forrada con papel de aluminio. Frote las superficies de los pimientos con 1 cucharada de aceite de oliva virgen extra. Ase los pimientos durante 10 a 15 minutos o hasta que la piel se oscurezca y las ampollas y los pimientos se ablanden, girando a la mitad durante el asado. Transfiera los pimientos a un tazón grande. Cubra el tazón con envoltura de plástico. Deje reposar unos 20 minutos o hasta que se enfríe. Quite las semillas, los tallos y la piel de los pimientos y deséchelos. Corta los pimientos en trozos. En un procesador de alimentos, presione ½ taza de hojas de perejil fresco, ¼ de taza de almendras en rodajas y 3 dientes de ajo hasta que estén finamente picados. Agregue pimientos asados, 2 cucharadas de aceite de oliva extra virgen, 1 cucharada de cáscara de naranja finamente rallada, 2 cucharaditas de vinagre balsámico o de jerez, y pimentón y cayena al gusto. Pulse hasta que esté finamente picado pero no líquido. Si es necesario, agregue 1 cucharada adicional de aceite de oliva para alcanzar la consistencia deseada. Transfiera a un recipiente hermético. Cubra y refrigere hasta que esté listo para servir.

ESTOFADO DE TERNERA DULCE Y SALADO A FUEGO LENTO

DEBERES: 25 minutos de cocción: 6 minutos de reposo: 10 minutos de cocción lenta: 9 horas (bajo) o 4½ horas (alto) + 15 minutos (alto) rinde: 4 porciones

LA DULZURA DE ESTE SUCULENTO GUISO PROVIENE DE UNA PEQUEÑA CANTIDAD DE OREJONES Y CEREZAS SECAS. BUSQUE FRUTAS SECAS SIN AZUFRE Y SIN AZÚCAR EN CUALQUIER MERCADO QUE OFREZCA ALIMENTOS INTEGRALES.

- 1½ libras de carne de res deshuesada o asado de carne deshuesada
- 2 cucharadas de aceite de coco refinado
- 1 taza de agua hirviendo
- ½ taza de hongos shiitake secos
- 1 taza de cebollas perla frescas peladas o congeladas, cortadas por la mitad si son grandes
- 3 chirivías medianas, cortadas a la mitad a lo largo y transversalmente en trozos de 2 pulgadas
- 3 zanahorias medianas, cortadas a la mitad a lo largo y transversalmente en trozos de 2 pulgadas
- 6 dientes de ajo, en rodajas finas
- 1 hoja de laurel
- 1 cucharadita de salvia seca o tomillo o 1 cucharada de salvia o tomillo fresco cortado en tiras
- 2½ tazas de caldo de hueso de res (ver receta) o caldo de res sin sal agregada
- 4 tazas de acelgas o col rizada fresca picadas en trozos grandes y recortadas
- ½ taza de vino tinto seco
- 2 cucharadas de albaricoques secos sin azufrar y sin azúcar picados
- 2 cucharadas de cerezas secas sin azufre y sin azúcar

1. Quite la grasa de la carne. Corte la carne en trozos de 1½ pulgada. En una sartén grande, caliente 1 cucharada de aceite de coco a fuego medio-alto. Agrega la carne; cocine de 5 a 7 minutos o hasta que se dore, revolviendo ocasionalmente. Con una cuchara

ranurada, transfiera la carne a una olla de cocción lenta de 3½ o 4 cuartos. Repita con el resto del aceite de coco y la carne. Si lo desea, raspe la grasa de la sartén y colóquela en la olla con carne.

2. Mientras tanto, en un tazón pequeño combine el agua hirviendo y los champiñones secos. Cubrir; déjelo reposar durante 10 minutos. Escurre los champiñones, reservando el líquido de remojo. Enjuague los champiñones; Picar los champiñones en trozos grandes y agregarlos a la olla con la carne. Vierta el líquido de remojo a través de un colador de malla fina en la olla de cocción lenta.

3. Agregue cebollas, chirivías, zanahorias, ajo, laurel y salvia seca o tomillo (si se usa). Vierta el caldo de hueso de res por encima de todo. Cubrir; cocine a fuego lento durante 9 a 10 horas oa fuego alto durante 4½ a 5 horas.

4. Retire y deseche la hoja de laurel. Agregue acelgas, vino, albaricoques, cerezas y salvia fresca o tomillo (si se usa) para guisar en la olla. Si usa la configuración de calor bajo, cambie a la configuración de calor alto. Cubrir; cocine por 15 minutos más. Para servir, sirva en tazones para servir calientes.

SOPA ASIÁTICA DE FILETE DE FLANCO

DEBERES: 35 minutos de cocción: 20 minutos rinde: 6 a 8 porciones

1½ libras de filete de falda de res

2 cucharadas de aceite de oliva virgen extra

1 libra de hongos shiitake, sin tallo y en rodajas

1 manojo de cebolletas, en rodajas finas

2 tazas de bok choy picado

1 taza de zanahorias en rodajas finas

6 dientes de ajo grandes, picados (1 cucharada)

1 cucharada de jengibre fresco picado

1 cucharadita de pimienta negra

8 tazas de caldo de hueso de res (ver <u>receta</u>) o caldo de res sin sal agregada

1 hoja de alga nori, desmenuzada

1 taza de rábano daikon en rodajas finas

⅓ taza de jugo de lima fresco

4 huevos duros, pelados y cortados por la mitad

Rodajas de limón

1. Si lo desea, congele parcialmente la carne para cortarla más fácilmente (unos 20 minutos). Corte el filete de falda por la mitad a lo largo y luego corte en tiras finas cada mitad a lo largo del grano. Corta las tiras por la mitad. En un horno holandés de 6 cuartos de galón, caliente 1 cucharada de aceite de oliva a fuego medio-alto. Agrega la mitad del bife de falda; cocine unos 3 minutos o hasta que estén bien dorados, revolviendo ocasionalmente. Retire la carne de la sartén; repita con el resto del aceite de oliva y el filete de falda. Retire el bistec del horno holandés y reserve.

2. Reduzca el fuego a medio; agregue los hongos shiitake, las cebolletas, el bok choy, las zanahorias, el ajo y la pimienta al horno holandés. Cocine durante 5 minutos, revolviendo

con frecuencia. Agregue el filete de falda, el caldo de hueso de res y las algas marinas desmenuzadas a la olla. Llevar a ebullición; reducir el calor. Cocine a fuego lento, tapado, unos 5 minutos o hasta que las zanahorias estén tiernas.

3. Agregue rábano daikon, jugo de limón y huevos duros a la sopa. Regrese la sopa a fuego lento. Apague inmediatamente el fuego. Sirva la sopa en tazones para servir calientes. Adorne con rodajas de lima.

FILETE DE FLANCO SALTEADO CON ARROZ DE COLIFLOR Y SÉSAMO

DE PRINCIPIO A FIN: 1 HORA RINDE: 4 PORCIONES

1½ libras de filete de falda de res

4 tazas de coliflor picada

2 cucharadas de ajonjolí

2 cucharaditas de aceite de coco refinado

¾ cucharadita de pimiento rojo triturado

¼ taza de cilantro fresco cortado en tiras

3 cucharadas de aceite de coco

½ taza de cebolletas en rodajas finas

1 cucharada de jengibre fresco rallado

6 dientes de ajo picados (1 cucharada)

1 cucharada de limoncillo fresco en rodajas finas

2 pimientos dulces rojos, verdes y / o amarillos, sin semillas y cortados en tiras

2 tazas de floretes de brócoli pequeños

½ taza de caldo de hueso de res (ver receta) o caldo de res sin sal agregada

¼ de taza de jugo de limón verde fresco

Cebolletas en rodajas (opcional)

Pimiento rojo triturado (opcional)

1. Si lo desea, congele parcialmente el filete de falda para cortarlo más fácilmente (unos 20 minutos). Corta el filete de falda por la mitad a lo largo; corte finamente cada mitad a lo largo del grano en tiras. Ponga las tiras de carne a un lado.

2. Para el arroz de coliflor, en un procesador de alimentos, pulse 2 tazas de coliflor hasta que los trozos tengan el tamaño de arroz; transferir a un tazón mediano. Repita con las 2 tazas de coliflor restantes. En una sartén grande, tueste las semillas de sésamo a fuego medio unos 2

minutos o hasta que estén doradas. Agregue las 2 cucharaditas de aceite de coco y ¼ de cucharadita de pimiento rojo triturado; cocine por 30 segundos. Agrega el arroz de coliflor y el cilantro a la sartén; revolver. Reducir el fuego; cocine, tapado, de 6 a 8 minutos o hasta que la coliflor esté tierna. Manténgase caliente.

3. En una sartén extra grande, caliente 1 cucharada de aceite de coco a fuego medio-alto. Agrega la mitad de las tiras de carne; cocine y revuelva hasta que esté listo. Retire la carne de la sartén. Repita con 1 cucharada del aceite de coco restante y las tiras de carne restantes; dejar la carne a un lado. Escurre la sartén.

4. En la misma sartén caliente la 1 cucharada de aceite de coco restante a fuego medio-alto. Agregue las cebolletas, el jengibre, el ajo, la hierba de limón y la ½ cucharadita restante de pimiento rojo triturado a la sartén; cocine y revuelva por 30 segundos. Agregue los pimientos dulces, el brócoli y el caldo de hueso de res a la sartén. Cocine unos 5 minutos o hasta que el brócoli esté tierno, revolviendo ocasionalmente. Agregue la carne y el jugo de limón; cocine por 1 minuto más. Sirva sobre arroz de coliflor. Si lo desea, cubra con cebolletas adicionales y / o pimiento rojo triturado.

FILETE DE FALDA RELLENO CON SALSA CHIMICHURRI

DEBERES: 30 minutos de asado: 35 minutos de reposo: 10 minutos rinde: 4 porciones

1 camote mediano, pelado (aproximadamente 12 onzas)

1 cucharada de aceite de oliva virgen extra

6 dientes de ajo picados (1 cucharada)

2 cucharaditas de aceite de oliva virgen extra

1 paquete de 5 onzas de espinacas tiernas frescas

1½ libras de filete de falda

2 cucharaditas de pimienta negra molida

2 cucharadas de aceite de oliva virgen extra

½ taza de salsa chimichurri (ver receta)

1. Precaliente el horno a 400 ° F. Cubra una bandeja para hornear grande con papel pergamino. Con una mandolina, corte la batata a lo largo en rodajas de aproximadamente ⅛ de pulgada de grosor. En un tazón mediano, mezcle las rodajas de camote con 1 cucharada de aceite. Coloque las rodajas en una capa uniforme sobre la bandeja para hornear preparada. Ase unos 15 minutos o hasta que estén tiernos. Dejar enfriar.

2. Mientras tanto, en una sartén extra grande para horno, combine el ajo y 2 cucharaditas de aceite de oliva. Cocine a fuego medio unos 2 minutos o hasta que el ajo esté ligeramente cocido pero no dorado, revolviendo ocasionalmente. Agrega las espinacas a la sartén; cocine hasta que se ablande. Transfiera las espinacas a un plato para que se enfríen; dejar la sartén a un lado.

3. Marque ambos lados del filete de flanco haciendo cortes diagonales poco profundos con una separación de

aproximadamente 1 pulgada en un patrón de diamante. Coloque el filete de falda entre dos trozos de plástico. Con el lado plano de un mazo de carne, machaque el bistec hasta que tenga aproximadamente ½ pulgada de grosor. Exprima el exceso de líquido de las espinacas cocidas y coloque uniformemente sobre el bistec. Cubra con las batatas, superponiendo las rodajas según sea necesario. Comenzando por un lado largo, enrolle el bistec de falda. Ate el filete enrollado a intervalos de 1 pulgada con hilo de cocina 100% algodón. Espolvorea con pimienta negra molida.

4. Agregue 2 cucharadas de aceite a la sartén que se usa para cocinar las espinacas. Agrega la carne a la sartén; cocine hasta que se dore por todos lados, volteando la carne según sea necesario para que se dore uniformemente. Coloque la sartén con la carne en el horno. Ase, sin tapar, durante 20 a 25 minutos o hasta que un termómetro de carne de lectura instantánea insertado en el centro registre 145 ° F.

5. Retire la carne de la sartén y cúbrala con papel de aluminio. Deje reposar durante 10 minutos. Quite el hilo de cocina; corte la carne transversalmente en rodajas de ½ pulgada de grosor. Sirve con salsa chimichurri.

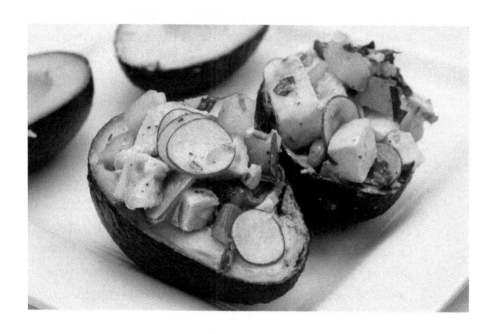

CHUCK STEAKS ESTOFADO EN VINO CON CHAMPIÑONES

DEBERES: 10 minutos cocción: 30 minutos horneado: 1 hora 45 minutos rinde: 2 porciones

LOS FILETES DE CHUCK SON UNA OPCIÓN ECONÓMICA PORQUE NO SON EL CORTE MÁS TIERNO. SIN EMBARGO, DESPUÉS DE UNA HORA MÁS O MENOS HIRVIENDO A FUEGO LENTO EN UNA MEZCLA DE VINO TINTO, CALDO DE RES, CHAMPIÑONES, AJO Y PIMIENTA NEGRA, SE PUEDEN CORTAR CON UN CUCHILLO DE MANTEQUILLA.

2 filetes de chuletón de ternera de costilla cruzada deshuesados de 6 onzas, cortados de aproximadamente ¾ de pulgada de grosor

½ cucharadita de ajo granulado sin conservantes

Pimienta negra

4 cucharaditas de aceite de oliva virgen extra

10 onzas de champiñones, rebanados

½ taza de vino tinto seco (como Zinfandel)

½ taza de caldo de hueso de res (ver receta), Caldo de huesos de pollo (ver receta), o caldo de res o pollo sin sal agregada

2 cucharaditas de perejil fresco cortado en tiras

½ cucharadita de tomillo fresco cortado en tiras

½ cucharadita de cáscara de limón finamente rallada

1 diente de ajo pequeño, picado

Rábano picante fresco rallado (opcional)

1. Precaliente el horno a 300°F.

2. Si lo desea, quite la grasa de los bistecs. Seque los bistecs con toallas de papel. Espolvorea ambos lados con ajo granulado y pimienta. En una sartén mediana para horno, caliente 2 cucharaditas de aceite de oliva a fuego medio-

alto. Agrega los filetes a la sartén; cocine de 3 a 4 minutos por lado o hasta que estén bien dorados. Transfiera los filetes a un plato; dejar de lado.

3. Agregue los champiñones y las 2 cucharaditas de aceite de oliva restantes a la sartén. Cocine por 4 minutos, revolviendo ocasionalmente. Agregue el vino y el caldo de hueso de res, raspando los trozos dorados del fondo de la sartén. Llevar a fuego lento. Agregue los filetes a la sartén, colocando la mezcla de champiñones sobre los filetes. Cubra la sartén con una tapa. Transfiera la sartén al horno. Hornee aproximadamente 1¼ horas o hasta que la carne esté tierna.

4. Para la cobertura de perejil, en un tazón pequeño mezcle el perejil, el tomillo, la cáscara de limón y el ajo; dejar de lado.

5. Transfiera los filetes a un plato; cubrir para mantener el calor. Para la salsa, caliente los champiñones y el líquido en una sartén a fuego medio-alto hasta que hierva a fuego lento. Cocine unos 4 minutos o hasta que se reduzca un poco. Sirva la salsa de champiñones sobre los bistecs. Espolvoree con la cobertura de perejil y, si lo desea, rábano picante rallado.

TIRAS DE FILETES CON SALSA DE AGUACATE Y RÁBANO PICANTE

DEBERES: 15 minutos reposo: 10 minutos grill: 16 minutos rinde: 4 porciones

LA SALSA DE RÁBANO PICANTE ES UN GRAN ACOMPAÑAMIENTO. AL SOLOMILLO DE TERNERA ASADO A FUEGO LENTO (VER <u>RECETA</u>). AQUÍ, SE MEZCLA CON AGUACATES A LA PARRILLA PARA HACER UNA SALSA DE RICO SABOR CON UN POCO DE PICANTE DE MOSTAZA DE DIJON Y RÁBANO PICANTE RECIÉN RALLADO. ASAR LOS AGUACATES A LA PARRILLA LOS HACE MÁS CREMOSOS Y AGRADABLEMENTE AHUMADOS.

BIFE

1 cucharada de condimento ahumado (ver <u>receta</u>)

½ cucharadita de mostaza seca

1 cucharadita de comino molido

4 filetes (lomo superior), cortados de 1 pulgada de grosor (aproximadamente 2 libras en total)

2 aguacates, cortados por la mitad y sin semillas (pelar)

1 cucharadita de jugo de lima

SALSA

2 cucharadas de salsa de rábano picante (ver <u>receta</u>, debajo

2 cucharadas de jugo de lima fresco

2 dientes de ajo picados

1. En un tazón pequeño, combine el condimento ahumado, la mostaza seca y el comino. Espolvoree sobre los filetes y frótelos con los dedos. Deje reposar durante 10 minutos.

2. Para una parrilla de carbón, coloque las brasas a fuego medio alrededor de una bandeja de goteo. Pruebe a fuego medio sobre la sartén. Coloque los bistecs en la rejilla de la parrilla sobre la bandeja de goteo. Tape y cocine a la parrilla durante 16 a 20 minutos para medio crudo (145 ° F) o de 20 a 24 minutos para medio (160 ° F), volteando los bistecs una vez a la mitad de la parrilla. Cepille los lados cortados de los aguacates con jugo de limón. Agregue a la parrilla sobre la bandeja de goteo, con los lados cortados hacia arriba, durante los últimos 8 a 10 minutos de asado a la parrilla o hasta que se ablanden. (Para una parrilla de gas, precaliente la parrilla. Reduzca el fuego a medio. Ajuste para cocción indirecta. Ase a la parrilla como se indica arriba).

3. Para la salsa, coloque la pulpa del aguacate en un tazón mediano. Agregue la salsa de rábano picante, las 2 cucharadas de jugo de limón y el ajo; machaca con un tenedor hasta que esté casi suave. Sirva los bistecs con salsa.

Salsa de rábano picante: En un tazón mediano, combine ¼ taza de rábano picante fresco rallado, 1 taza de crema de anacardos (vea receta), 1 cucharada de mostaza estilo Dijon (ver receta), 1 cucharadita de vinagre de vino blanco y 2 cucharaditas de condimento de hierbas de limón (ver receta). Cubra y refrigere durante al menos 4 horas o durante la noche.

FILETES DE SOLOMILLO MARINADOS CON HIERBA DE LIMÓN

DEBERES: 30 minutos marinado: 2 a 10 horas grill: 10 minutos reposo: 35 minutos rinde: 4 porciones

LA ALBAHACA TAILANDESA ES DIFERENTE A LA ALBAHACA DULCEUTILIZADO EN LA COCINA MEDITERRÁNEA TANTO EN APARIENCIA COMO EN SABOR. LA ALBAHACA TIENE HOJAS ANCHAS SOBRE TALLOS VERDES; LA ALBAHACA TAILANDESA TIENE HOJAS VERDES ESTRECHAS EN TALLOS PÚRPURAS. AMBOS TIENEN UN SABOR A ANÍS, PERO EN LA ALBAHACA TAILANDESA ES MÁS PRONUNCIADO. LA ALBAHACA TAILANDESA TAMBIÉN SE SOSTIENE MEJOR AL CALOR QUE LA ALBAHACA DULCE. BÚSQUELO EN LOS MERCADOS ASIÁTICOS Y LOS MERCADOS DE AGRICULTORES. SI NO PUEDE ENCONTRARLO, CIERTAMENTE PUEDE USAR ALBAHACA DULCE.

2 tallos de limoncillo, solo partes amarillas y verde pálido

1 pieza de jengibre de 2 pulgadas, pelado y en rodajas finas

½ taza de piña fresca picada

¼ de taza de jugo de limón verde fresco

1 jalapeño, sin semillas y picado (ver inclinar)

2 cucharadas de aceite de oliva virgen extra

4 filetes de solomillo de res de 6 onzas, cortados de ¾ de pulgada de grosor

½ taza de hojas de albahaca tailandesa

½ taza de hojas de cilantro

½ taza de hojas de menta

½ taza de cebolletas, en rodajas finas

2 cucharaditas de aceite de oliva virgen extra

1 lima, en cuartos

1. Para la marinada, retire y deseche las capas externas magulladas de los tallos de limoncillo. Cortar en rodajas finas. En un procesador de alimentos combine la hierba de limón y el jengibre; pulso hasta que esté finamente picado. Agrega la piña, el jugo de lima, el jalapeño y 2 cucharadas de aceite de oliva; hacer puré tanto como sea posible.

2. Coloque los filetes en una bolsa plástica grande con cierre en un plato poco profundo. Vierta la marinada sobre los bistecs. Sellar la bolsa; gire la bolsa para cubrir. Deje marinar en el refrigerador durante 2 a 10 horas, volteando la bolsa de vez en cuando. Retire los filetes de la marinada; desechar la marinada. Deje reposar los filetes a temperatura ambiente durante 30 minutos antes de asarlos.

3. Para una parrilla de carbón o gas, coloque los bistecs en la parrilla directamente a fuego medio. Tape y cocine a la parrilla durante 10 a 12 minutos para medio crudo (145°F) o de 12 a 15 minutos para medio (160°F), volteando una vez a la mitad del asado. Retire los bistecs de la parrilla; déjelo reposar durante 5 minutos antes de servir.

4. Para cubrir las hierbas, en un tazón pequeño mezcle la albahaca, el cilantro, la menta y las cebolletas; rocíe con las 2 cucharaditas de aceite de oliva; revuelva para cubrir. Cubra cada bistec con aderezo de hierbas y sirva con rodajas de lima.

SOLOMILLO BALSÁMICO-DIJON CON ESPINACAS AL AJO

DEBERES: 12 minutos marinado: 4 horas asado: 10 minutos rinde: 4 porciones

HERVIR LA MARINADA LO HACE SEGURO. PARA COMER COMO SALSA, Y LA REDUCE LIGERAMENTE PARA HACERLA MÁS ESPESA TAMBIÉN. SALTEE LAS ESPINACAS MIENTRAS SE ASA EL BISTEC, Y APENAS. PARA OBTENER EL MEJOR SABOR Y NUTRICIÓN, COCINE LAS ESPINACAS SOLO HASTA QUE SE MARCHITEN Y AÚN ESTÉN DE COLOR VERDE BRILLANTE.

BIFE

- 4 cucharadas de vinagre balsámico
- 3 cucharadas de aceite de oliva virgen extra
- 3 cucharadas de jugo de limón fresco
- 3 cucharadas de jugo de naranja natural
- 1 cucharada de mostaza estilo Dijon (ver receta)
- 2 cucharaditas de romero fresco cortado en tiras
- ½ cucharadita de pimienta negra
- 3 dientes de ajo picados
- 1 1½ libra de bistec de solomillo, cortado de 1½ pulgadas de grosor

ESPINACAS

- 1 cucharada de aceite de oliva virgen extra
- 4 dientes de ajo, en rodajas finas
- 8 tazas de espinacas tiernas
- ¼ de cucharadita de pimienta negra

1. Para la marinada, en un tazón mediano mezcle el vinagre, el aceite de oliva, el jugo de limón, el jugo de naranja, la mostaza estilo Dijon, el romero, la pimienta y el ajo.

Coloque el bistec en una bolsa de plástico con cierre en un plato poco profundo. Vierta la marinada sobre el bistec. Sellar la bolsa; gire para cubrir el bistec. Deje marinar en el refrigerador durante 4 horas, volteando la bolsa de vez en cuando.

2. Precaliente el asador. Retire el bistec de la marinada; transfiera la marinada a una cacerola pequeña. Para la salsa balsámica, caliente la marinada a fuego medio-alto hasta que hierva. Reducir el fuego; cocine a fuego lento durante 2 a 3 minutos o hasta que espese un poco; dejar de lado.

3. Coloque el bistec en la rejilla sin calentar de una asadera. Ase a 4 a 5 pulgadas del fuego unos 10 minutos para medio crudo (145 ° F) o 14 minutos para medio (160 °), volteando una vez. Transfiera el bistec a una tabla de cortar. Cubra sin apretar con papel de aluminio; déjelo reposar durante 10 minutos.

4. Mientras tanto, para las espinacas, en una sartén extra grande caliente el aceite de oliva a fuego medio. Agrega el ajo en rodajas; cocine por 1 minuto o hasta que esté ligeramente dorado. Agrega la espinaca; espolvorear con pimienta. Cocine y revuelva durante 1 a 2 minutos o hasta que la espinaca se marchite.

5. Cortar el bistec en cuatro porciones y rociar con la salsa balsámica. Sirve con espinacas.

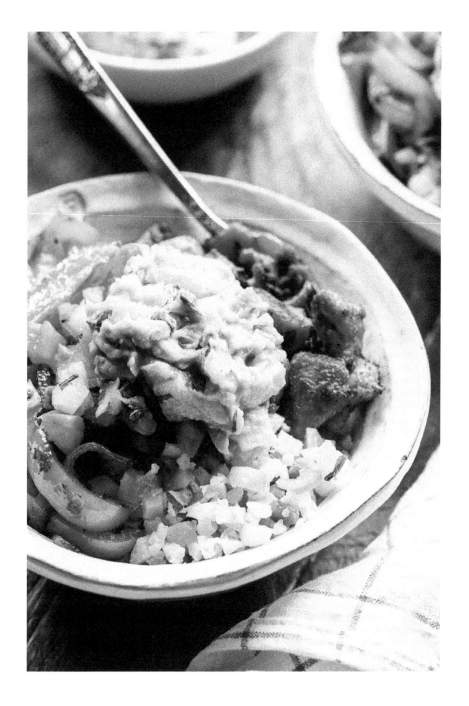

Lightning Source UK Ltd.
Milton Keynes UK
UKHW021257100521
383453UK00001B/61